最高のパフォーマンスを実現する
超健康法

メンタリスト
DaiGo

PHP

最高のパフォーマンスを実現する超健康法——◎目次

第1章 「朝」の過ごし方で1日が決まる

第3章 「夜」のしっかりメンテナンス法

第4章 「週末」の筋トレ集中講義

第5章 ダイエットで頭の働きを活発にする

Chapter5 Contents

第1章

「朝」の過ごし方で1日が決まる

❖朝食抜きは太るのかやせるのか、スッキリ解説

「朝食を抜くと太る」「朝食を抜くと力が出ない」などといわれますが、本当にそうでしょうか。食べない時間があると、体が栄養をためこもうとして太るなどといわれ、朝食を食べない人ほど肥満になりやすいという統計があります。たとえば、ちょっと古いデータですが、次のようなものです。

＊2002年に、2359人を6年にわたって調べた結果、朝食を食べる人ほど体重をキープできていた

＊2003年に、1988〜94年までのアメリカ人の健康データを調べると、朝食を抜く人ほど1日の摂取カロリーが多く、肥満レベルが高かった

こういった結果を見ると、朝食を抜くと太りそうな気がします。

ただ、これらの実験は「観察研究」といって、研究者が「朝食を抜いてください」とい

う指示を出さずに、対象者の自然の状態を観察したものです。ですから、本当に朝食を抜いたから太ったのか、そもそも健康意識が低いから太ったのかは、はっきりしないところがあります。

そこで、最近の研究を調べてみると、**食事は1日3食とる必要はなく、1日3食食べる人はむしろ老化を早めることがわかってきた**のです。

また、朝食を抜くと食欲が増えて太りやすくなるというのも、じつはそうではないことがわかっています。これは、2014年に283人を対象に行なったRCT（対象者の偏りを避け、客観的に効果を評価することを目的とした研究試験）により明らかになりました。

この実験では、対象者を次の三つのグループに分けて、朝食以外は自由に食事をとってもらいました。

＊朝食に食物繊維が少ないシリアルを食べたグループ
＊朝食に食物繊維が多いオートミールを食べたグループ
＊朝食抜きのグループ

16週間にわたって実験を行ない、終了後、体重と体脂肪、コレステロール値や血圧などの健康指標を測定しました。その結果、体重が大幅に減少したのは朝食抜きのグループだったのです。

以下に、実験結果をまとめておきます。

＊シリアルグループ……平均0・12キログラム減少
＊オートミールグループ……平均0・26キログラム増加
＊朝食抜きのグループ……平均1・18キログラム減少

朝食抜きのグループは、食事制限をいっさい行なっていないにもかかわらず、大幅に体重が減少しています。それ以外のグループは、ほとんど変化がありませんでした。

研究者によると、**朝食抜きのグループが昼や夜にドカ食いをしたり、無駄に間食をしたりすることはなかった**とのことです。無理することなく、結果的に総摂取カロリーが減って、自然とダイエットができていたということです。

つまり、朝食抜きは太るどころか、ダイエットをしたい人にはおすすめだということになります。

もともと人間は朝食を食べるようにはできていない

人類の歴史では、石器時代など原始的な生活をしていた時代のほうが長いわけですが、その時代に、毎朝、朝食を食べることはできなかったはずです。もちろん冷蔵庫もないので食物を常備することもできません。

現代人が朝、トーストを食べるようになったのは、「発明王エジソンがトースターを売るために、1日3食という概念を広めたからだ」ともいわれています。つまり、欧米ではそれまで朝食を食べる習慣はなかったのです。日本でも、「朝はお米を食べるべきだ」などといわれますが、科学的根拠はありません。

また、朝は、生体の1日の活動リズムを整えるホルモンであるコルチゾールが分泌され、交感神経が活発になるので、時間帯としても食事には向いていないのです。

体が効率よく消化や吸収を行なえるのは、副交感神経が優位になり、リラックスしているときです。副交感神経が優位になるのは夕方以降なので、夕食をしっかりとるほうが消化や吸収によく、体にやさしいといえます。

その点から考えても、朝食を食べることにはあまり意味がないといえるのです。

朝食をとると体内時計をリセットできる

ここまで、朝食は食べないほうがいいというお話をしてきましたが、じつは生活習慣やTPOによっては、朝食を食べることにいくつかメリットがあります。ですから、朝食を食べる、食べないは、状況にあわせて使い分けるようにしましょう。

そのメリットの一つが、「体内時計」をリセットすることです。

1997年ごろから「時間栄養学」という研究が始まりました。これは、人間の体には「時計遺伝子」というものがあり、この遺伝子が体の反応や作用などいろいろなものを決めているのではないかという考えに基づくものです。

実際、時計遺伝子は、運動能力の差や、肥満になりやすいかどうか、うつになりやすいかどうか、花粉症になりやすいかどうか、といったことまで決めるといわれています。

また、時間栄養学では、特定の病気や症状が起こりやすい時間が決まっているといいます。

ですから、その時間にあわせて飲む薬の量を少し増やしたり、それ以外の時間は量を減らしたりして調整すると、体にやさしく、効率的な治療ができると考えられています。

ビジネスの世界では、タイムマネジメントといって、**どの時間に何をすれば作業効率が上がるか、集中できるかということがよくいわれますが、これも結局は自分の体内にある時計遺伝子が大きくかかわっています。**体内時計のバランスを整えることで、時計遺伝子がちゃんと働き、能力を発揮できるわけです。

人間の時間的な感覚を決める体内時計を操る器官には、次の二つがあります。

①視交叉《しこうさ》上核……脳の視床下部にある器官で、体内時計の司令塔の役割を果たす
②末端細胞………肝臓や消化器官など、独自の体内時計が仕込まれたさまざまな臓器

これらが時計のように時を刻んでいるわけですが、何もしなければどんどんズレていきます。

というのも、1日は24時間ですが、体内時計は24・5時間のリズムを刻んでいるからで

す。つまり、**どんなに規則正しい生活をしていても、毎日30分ずつズレているの**です。

そのため、毎日リセットする必要があります。その方法の一つが「太陽光」です。これはよく耳にすると思いますが、朝日を30分以上浴びることで体内時計をリセットすることができます。

ただ、太陽光でリセットできるのは視交叉上核のみなのです。視交叉上核は目の近くにあるもので、目から光が入ると視交叉上核に光が入り、その奥にある松果体《しょうかたい》を刺激することで、「あー、朝になったんだ。行動しなきゃ」と体が反応し、体内時計がリセットされて目が覚めるのです。

次に、末端細胞をリセットするのは食事です。食べることで消化器官が働き、活動しはじめたことを体が認識し、リセットされるのです。とりわけ炭水化物をしっかりとると、体内時計がリセットされやすくなります。

これは、炭水化物をとるとインスリンが分泌され、このインスリンが脳に届くと体内時計が動きはじめるからです。さらに、タンパク質を一緒にとると効果が高まります。

つまり、**体内時計のリセットが必要な場合には、朝食には炭水化物である米とタンパク質である肉を食べるのがいい**といえます。

❖食事の回数を減らすと体調をくずしにくい

「1日3食をバランスよく食べたほうがいい」とか「回数を増やして少しずつ食べたほうがいい」といわれますが、食事は回数を減らし、まとめて食べるのがおすすめです。

これは研究でも実証されており、一度に大量の食事をとるほど、体内時計がリセットされやすくなるからです。ですから、食事時間をコントロールすることも大事ですが、食事の量をコントロールすることが大切だということになります。

先に、1日3食にすると老化が早まるという話をしましたが、まちがえないでいただきたいのは、2食にすればいいわけではないということです。

大切なのは、食べるタイミングです。

たとえば、朝8時に朝食、昼の12時に昼食、18時に夕食というように、**1日じゅう胃の中に何かがある状態がよくない**のです。食べる時間を圧縮して、食べない時間を設けるようにしましょう。

このように、食事をとることで、体の内部から全体をリセットすることができますが、反対に、食事時間が乱れてくると、体内時計も乱れて体調がすぐれなくなるなど、バランスをくずしやすくなります。

つまり、朝食を食べるか食べないかということより、食事時間を決めることが重要なのです。**変な時間に食べたり、ふだん食べている時間に食べなかったりすることで体内時計を狂わせない**ようにしましょう。

お医者さんや、看護師さん、タクシーの運転手さんなど、夜間も働いている人の場合は、朝食を食べることで体内時計をリセットすることができます。

これは、睡眠不足のときも有効です。睡眠不足時の注意力の低下は、体内時計のリズムが狂うことによって起こるからです。ですから、どうしても徹夜をしなければならないときは、夜中は食事をせずに飲み物だけにして、朝食を食べるようにすると体内時計をリセットできます。

このように、食事のタイミングを上手に使うことで、より早く体内時計をリセットすることができるのです。

老化を早めない果物のとり方

だれしも、朝はなるべく健康的なものを食べたいと思うものです。でも、食材のなかには健康そうに見えて、じつはそうではないものが多く存在します。

たとえば、果物です。果物を食べると体にいいというイメージがありますが、ほどほどにしておいたほうが健康にはいいのです。なぜなら、果物には果糖が含まれているため、糖質が多いからです。ご存じのように、糖質をたくさんとると老化を早める原因にもなり、体によくないのです。

それでも果物を食べたい人は、どれくらいなら食べてもいいのでしょうか。種類にもよりますが、**手のひらにのるぶんくらいが1日の適正量**といえます。**リンゴなら、大きめのものが1個くらい**です。これくらいの量を食べつづけるのが適正だろうと思います。

では、市販の果物を使ったジュースはどうでしょうか。朝、フルーツジュースを飲んでいる人も多いと思います。健康によさそうなフルーツジュースですが、成分が濃縮され、糖分過多になりやすいため、おすすめできません。

2013年に、生のリンゴとリンゴジュースによって悪玉コレステロールがどれくらい増減するかという研究が行なわれました。

実験は、まず参加者を次の二つに分けます。

＊毎日、生のリンゴを食べてもらうグループ

＊毎日、リンゴジュースを飲んでもらうグループ

そして、4週間後にコレステロール値などを測ります。その結果、次のことがわかりました。

＊生のリンゴを食べたグループは、LDL（悪玉）コレステロールが減少した

＊リンゴジュースを飲んだグループは、LDLコレステロールが増加した

つまり、生の果物を食べると減るはずの悪玉コレステロールが、ジュースでは増えているのです。原因は、ジュースを飲みやすくするために、口当たりをよくする工程にありま

す。このときに、果物に含まれる、体にいいといわれているポリフェノールや食物繊維が取り除かれるからです。

さらに、**おいしく飲めるようにと、人間の脳を狂わせる果糖ブドウ糖液糖（甘味料）といった糖質が大量に投入されることが多い**のです。

具体的にいうと、生のオレンジやミカンは1個でおよそ60キロカロリー、糖質は12グラムくらいなのにくらべ、オレンジジュースはグラス1杯でおよそ120キロカロリー、糖質は24グラムとなっています。

さらに気をつけたいのがドライフルーツです。水分などを抜いて乾燥させるため、糖分も凝縮されています。かさが減ったぶん、たくさん食べられるので、糖分過多になりやすいといえます。

一般的に売られているドライフルーツは、生で食べる場合とくらべて、平均して8倍も糖質が多いのです。これでは、砂糖のかたまりを食べているようなものです。

なかでもいちばん危ないのがレーズンです。生のブドウの糖質は、1カップ16グラムくらいですが、レーズンの場合は、1カップに115グラムと7倍以上の糖質量になるのです。

フルーツジュースやドライフルーツは少量ならいいですが、基本的には口にしないほうがいいでしょう。手軽だからとジュースやドライフルーツをとるよりは、生の果物を食べましょう。

「全粒粉のパンやパスタは血糖値が上がらない」は本当か

パンなど、全粒粉系を売りにした商品が多く出まわっています。食物繊維が多いから健康にいいと謳《うた》っていますが、実際のところは、あまり変わらないようです。

全粒粉系のパンやパスタは、食べても血糖値が一気に上がらないという人たちがいます。食後の血糖値の上昇度を示す指標にＧＩ値というものがあります。ＧＩ値は高ければ高いほど、食べたあとに血糖値が上がりやすいとされますが、実際の研究で全粒粉のパンと普通のパンのＧＩ値をくらべたところ、たいして変わらなかったという結果が出ています。

そもそも、パンを食べることが体にいいのかどうかという話なのです。少し食べるぶんには問題はないと思いますが、全粒粉にしても、普通のパンにしても、体にはよくないのではないかというのが、最近の科学の結論なのだそうです。

ということは、食べるのなら、米のほうがまだいいのではないかということです。玄米と白米はどちらが体にいいかという議論がありましたが、こちらもあまり変わらないということが、最近はわかってきています。

私も昔は玄米が体にいいと聞いて、玄米ばかり食べていたことがあります。でも、いまは、玄米か白米かより、食べすぎないことがいちばん大事だと思っています。玄米ならいくら食べてもいいというわけではなく、白米だから少しでも食べたらアウトということでもないのです。

健康そうに見えてじつはよくないノンオイルドレッシング

朝食といえば、サラダもよく登場します。そこに、ヘルシーだからといわれて、ノンオイルドレッシングをかけていないでしょうか。

カロリーが抑えられ、健康にいいと思われがちなノンオイルドレッシングですが、**砂糖や果糖ブドウ糖液糖、体によくないとされるトランス脂肪酸がたっぷりと使われている**のをご存じでしょうか。

そもそも、「油はよくない」と考える人が多いようですが、オリーブオイルをたくさん消費する地中海周辺地域の人や、脂の多い魚を食べてきた日本人は健康長寿として知られています。

これは、油にビタミンの吸収効率を上げる効果があり、野菜などに含まれる栄養を体にしっかり吸収させることができるからだと考えられています。

つまり、ノンオイルドレッシングを使うと、糖質をとることで血糖値が上がり、老化を早める可能性が高くなるうえに、**ビタミンも吸収されにくくなる**のです。ドレッシングのかわりに、オリーブオイルと塩コショウをかけるほうが健康にはずっといいといえるでしょう。

また、サプリでビタミンをとっている人も要注意です。ビタミンはどのような食材と一緒に食べるかがとても重要です。**ビタミンCやマルチビタミンだけとっても意味がない**という研究が多く出ています。

オイルつながりということで、食用油によく使われている植物ステロールについてもお話ししたいと思います。

植物ステロールというのは、簡単にいうと植物由来のコレステロールのようなものです。血中コレステロールを下げるという謳い文句で売られているトクホ（特定保健用食品）などの油のことです。

結論から先にいうと、たしかに血中コレステロールは下げるようです。ところが、別の問題があるのに、そこにはあえてふれられていない場合がほとんどです。こういうことは健康系の食品にはよくあることですが、こういう効果がありますよと謳いながら、副作用についてはいわないのです。

植物ステロールの場合、コレステロール値は下げてくれますが、そのかわりに、心臓病になる確率（心疾患になる確率と死亡率）が高くなるというデータがあるのです。

具体的にいうと、植物ステロールは、血管の内側をつくっている内皮細胞を破壊するようなのです。その結果、血管など循環器系の機能がおかしくなり、心臓病になったり、死亡率が上がったりするといわれています。

日本人の死因の上位には、つねに心臓病が入っています。比較的ストレスに弱い国民性ということを考えると、植物ステロールを使用した油を使うのは危険だといえるかもしれません。

昔からある、**なるべく加工していないオリーブオイル**などを使いましょう。オリーブオイルは、酸化度も低く非常にいいと思います。

ところで、いまさら紹介するまでもありませんが、マーガリンは絶対に食べないほうがいいです。マーガリンは、いわゆるトランス脂肪酸という精製された植物油のかたまりです。誇張した表現になりますが、プラスチックと同じつくり方をしているのです。

マーガリンは植物ステロールと同じで、心臓病の大きな原因になることがわかっています。バターをマーガリンに変えることにより、心臓病をわずらい死亡率が上がるという研究や調査もあります。

マーガリンは、コンビニなどで売られているパンにもよく使われています。さらに、マーガリンと表示されず、水素添加油脂やショートニングといった名前に変えられていることもあるので注意してください。

これだけは積極的にとりたいファイトケミカル

だれでも体調をくずすことはあります。体調をくずすと、食事や生活リズムを見直そうとしますが、付け焼き刃でやろうとしても、うまくいくものではありません。また、つねに健康にいいといわれる食材をとりつづけることも難しいといえます。

そこで、これだけは積極的にとっていただきたいのが、ファイトケミカルです。

ファイトケミカルとは、**植物がつくりだす自衛物質で、簡単にいうと、植物が自分の体を守るためにつくりだす物質**で、ポリフェノール、カルテノイド、硫黄化合物などのことです。

これらの物質は、体にたまるとさまざまな疾患を引き起こす活性酸素と戦ってくれます。活性酸素には三つの段階があり、最終段階まで進化してラスボス状態になると手に負えなくなります。

そのため、ラスボスになる前の段階で無毒化することが重要なのですが、その際にファイトケミカルが活躍してくれるのです。

ここで、活性酸素の三つの段階をまとめておきましょう。

〈第1段階〉……ミトコンドリアが体の中でエネルギーをつくろうとしたときに、活性酸素の一種であるスーパーオキシドという物質が生まれる。

〈第2段階〉……SOD（活性酸素を除去する力を持つ酵素）によってスーパーオキシドが分解され、過酸化水素になる。そして、過酸化水素がカタラーゼによって分解され無毒化される。

〈第3段階〉……ファイトケミカルをはじめとする物質が足りないと過酸化水素を逃してしまい、ヒドロキシルラジカルという名前の物質になる。

このヒドロキシルラジカルが無毒化できないラスボスで、この物質が現れると終わりです。体に攻撃をかけまくり、大変な悪さを働きます。

じつはもう一つ、この連鎖と関係のない、「一重項酸素」という活性酸素があります。よく「古い油は酸化するからよくない」といわれますが、この酸化は体の中でも起こります。それが過酸化脂質ですが、これをつくるのが一重項酸素です。

まとめると、「スーパーオキシド」「過酸化水素」「ヒドロキシルラジカル」「一重項酸素」の四つが、おもな活性酸素となります。そして、ヒドロキシルラジカルになる前に、摂取した脂肪を酸化させないよう、過酸化脂質をつくる一重項酸素をとめることが、ファイトケミカルの重要な役割なのです。

350グラムの野菜も簡単に摂取できるスロージューサー

では、ファイトケミカルを摂取するにはどうするかというと、野菜と果物を食べることです。1日あたりの野菜の摂取目標は350グラムですが、そこそこ野菜を食べている人でも100グラムは足りていないといわれています。

とはいえ、私の場合はゆうに350グラムを超える野菜をとっています。

ニンジン、リンゴ、レモンをベースにスロージューサーを使ってジュースにして飲んでいるので、おそらく1キログラムくらいとっていると思います。**スロージューサーは熱を加えないのでファイトケミカルが壊れにくいうえ、体に吸収しやすい**のです。

ですから、ニンジンは1日に8本くらい消費していると思います。野菜は摂取量が大事なので、1日の1食目から積極的にとるように心がけてください。

ただ、ファイトケミカルは熱を加えなければいいというわけではありません。揮発性の物質もあり、**切って置いておくだけで空気中にぷわぁ～となくなるもの**もあります。

たとえば、大根の場合、辛味や風味もファイトケミカルですが、大根をおろしてしばらくおくと、これらのファイトケミカルが消えてしまうのです。ですから、大根をおろしたら、すぐに食べるか、おろしながら食べるくらいがいいのです。

また、ワサビの辛味成分もファイトケミカルです。ワサビはすってから放置しておくとからくなくなりますが、これはファイトケミカルが抜けてしまうからです。

こうしたことを知っているだけで、料理に意識して取り入れたり、外食のときに積極的に注文したりできます。

ちなみに、ファイトケミカルにはサプリもありますが、日本製のサプリは基準が甘いので、おすすめしません。アメリカは「サプリ大国」などと呼ばれ、サプリへの規制がきちんとしているので、日本製よりはいいのではないでしょうか。アメリカは、日本と違って保険料や医療費が非常に高いため、なるべく病院に行かずにサプリで健康な体を維持しようとするからでしょう。

❖記憶力がアップするポリフェノール

ポリフェノールは、ブドウの皮や、ベリー系のものに入っています。ブルーベリーに含まれるアントシアニンもポリフェノールの一種です。アントシアニンは、動脈硬化やがんの予防、血管にもいいとされています。**皮に多く含まれているので、冷凍の果物などを活用して、皮ごと食べる**ようにしてください。

ちなみに、イチゴやブルーベリーに含まれるフィセチンという物質がありますが、これもポリフェノールの一種で記憶力をアップする効果があるので、**抗酸化しつつ、記憶力もアップできていい**のではないかと思います。

意外なのは、ナスです。ナスの皮にはナスニンというポリフェノールが含まれています。ナスを煮出したときのアクにも、抗がん作用や抗コレステロール作用があるほか、クロロゲン酸というポリフェノールには脂肪を減少させる効果があることもわかっており、ダイエット効果も期待できます。

そのほか、緑茶に含まれるカテキンもポリフェノールの一種です。小豆にも含まれており、抗ウイルス、抗アレルギー作用もあるので、風邪やインフルエンザがはやる時期にはいいのではないでしょうか。

ワインに入っているイメージが強いポリフェノールですが、紹介したように、ほかの食べ物にもたくさん入っています。ですから、ポリフェノールをとらなければと、ワインをたくさん飲む必要はありません。

食べるだけで死亡率が半分になる野菜

ファイトケミカルが豊富に含まれていて、死亡率を下げてくれる野菜をご存じでしょうか。それがブロッコリーです。ブロッコリーは積極的にとりたい野菜の一つです。

ブロッコリーは脳の働きを活性化するだけでなく、最高のアンチエイジングになるうえ、最近は腸内環境を整える効果があるのではないかといわれています。

ブロッコリーの食べ方としては、ゆでずに生で食べるのがおすすめですが、ブロッコリーには農薬が使われているものが多いので、気をつけるようにしましょう。冷凍でも効果がないわけではありませんが、解凍したときに栄養も流れ出てしまうので、あまりおすすめしません。

ところで、野菜をとることで死亡率を下げられるという研究があります。どれくらいの差が出るのかというと、次にあげるように、一定量ごとにかなりの効果が期待できます。

＊全死亡リスクが10％減る
＊心疾患リスクが8％減る
＊発がんリスクが3％減る

一定量ごとということは、食べれば食べるほどリスクが減るということです。ちなみに、800グラムまでは効果が高まりつづけるので、野菜は1日350グラムといわず、800グラムをめざすといいのではないでしょうか。

また、カロリーの質が高い野菜を選ぶこともポイントになります。カロリーの質が高い野菜というのは、次のようなことを指します。

①低カロリー。
②ビタミンやミネラルなど、必須栄養素が豊富に含まれている。
③満腹感をすばやく与えてくれる。
④無駄にお腹にたまりすぎない。

こうした野菜は、大食いを改善したり、脳にもいい影響を与えてくれたりします。

具体的には、先に紹介したブロッコリーのほか、イモ類がこれにあたります。

ホウレン草もカロリーの質が高い野菜の一つです。ホウレン草は、ベータカロテン、ルテイン、ビタミンK、カリウム、葉酸が豊富で、「満腹感を与えてくれる」「大食いを改善する」「腸内環境を整える」などの効果が期待できます。

なかでも、**ルテインという栄養素は脳を11歳若返らせ、認知機能や注意力を高める**ことが、アメリカのラッシュ大学の研究グループによって明らかにされています。

ルテインは脳の中にたくさんあり、脳の神経を守る機能があるのではないかともいわれています。また、ルテインが多くある人は、脳の活動が活発で、頭の回転が速いことがわかっています。

認知機能の向上というと、若い人には関係ないと思われがちですが、若い人でも、じつはかなりの効果が期待できるという実験があります。

学生に、次の二つのグループに分かれてもらいます。

＊ルテインのサプリをとってもらうグループ
＊ルテインと伝えつつ、ルテインは入っていないサプリをとってもらうグループ

そして、それぞれサプリを1年間とりつづけた変化を調べた結果、かなりの効果があることがわかったのです。

＊見たものを覚える視覚記憶が23％アップ
＊注意力が33％向上

また、アメリカのジョージア大学で行なわれた、65～85歳の男女43人を対象にした記憶能力のテストでは、**記憶力がはっきりしている人ほど脳の活動量が多く、ルテインが脳でしっかりと働いている**ことがわかりました。

野菜は口に入れるサイズを小さくすることで、体内に入ったときに吸収しやすくなります。そのためスロージューサーでジュースにしたり、フードプロセッサーで細かくしてチョップドサラダにしたりするのがおすすめです。

また、基本的には皮に栄養がつまっていることが多いので、皮のある野菜は皮ごと食べることを心がけましょう。

食べすぎ、飲みすぎを繰り返す原因は？

暴飲暴食をした次の日には、「やってしまった！　自分はなんて自制心がないんだ」と嘆いたり、お酒を飲みすぎて二日酔いでしんどいときは「もう二度とあんなに飲まないようにしよう」と誓ったりします。

でも、こういう反省は往々にしてうまくいかないものです。なぜかというと、**人は自分を責めれば責めるほど、そのストレスを発散するために、かえって誘惑に身をまかせるようになる**からです。

つまり、食べすぎた、飲みすぎたと後悔しても、そのストレスを発散するために、また食べすぎたり、飲みすぎたりを繰り返してしまうのです。

似た症状に、「どうにでもなれ効果」というものがあります。たとえば、脂っこいものは食べないようにしていたのに、「少しだけ……」と、つい手を出したとします。そうすると、「もういいや」という気持ちになり、そのまま食べつづけてしまうという状況が起こるのです。

そもそも、人間が自分の誘惑に打ち勝つ確率は50％しかありません。つまり、コインを投げて、偶然表が出る確率程度にしか、誘惑に勝つことはできないのです。そのため、自分を責めて、そのストレスから好ましくない行動を繰り返すのではなく、自分を許すことも大事だといえます。

ところで、暴飲暴食をしていると太るというイメージがあると思いますが、2、3日暴飲暴食をしたくらいでは、それほど太りません。自分を責めて繰り返すことで太っていくのです。

でも、太るよりも危険なことがあります。それは**暴飲暴食が「炎症」のもとになる**ことです。炎症が慢性的に起こると、細胞を傷つけ、老化を早めることになります。私もお酒を飲む機会が多いので、ふだんから運動や食生活に気をつけて、できるだけ炎症を抑えることを意識しています。

また、暴飲暴食によりカロリー過多の状態が起こると、脂肪細胞がダメージを受けます。脂肪はないほうがいいと思われるかもしれませんが、脂肪細胞は食欲をコントロールするホルモンを分泌しているので大事なものなのです。

暴飲暴食をチャラにする方法

アメリカのミシガン大学の研究によると、1週間の暴飲暴食によるダメージは少しのエクササイズでチャラになることがわかっています。

この研究では、21～26歳の健康な成人を二つのグループに分けて、1週間、いつも食べている量に30％程度プラスした食事を続け、次のような行動をとってもらいました。

＊一つのグループは、1週間で最低でも150分程度（まとめてではなく、1日20～25分程度）の散歩や軽いランニング、スクワットなど、マイルドな有酸素運動をしてもらう

＊もう一つのグループは、1週間、食べるだけで何もしない

実験終了後、全員の糖代謝と体脂肪のサンプルを分析し、炎症のダメージがどの程度起きているかを調べると、次のことがわかりました。

＊エクササイズをしながら暴飲暴食をしたグループは、脂肪の炎症がまったく確認できなかったうえ、糖代謝のダメージもゼロだった
＊エクササイズなしで暴飲暴食をしたグループは、体内の脂肪の炎症レベルが上昇した

つまり、プラス30％のカロリーで暴飲暴食をしたにもかかわらず、1日わずか25分程度のマイルドな運動をするだけで、ダメージを防ぐことができたのです。

また、2012年に行なわれた、810人を対象にした大規模な実験でも、定期的な有酸素運動でメタボの症状が消えたという結果が出ています。この研究からも、**軽い定期的な運動が食べすぎのダメージを防ぐ**と考えていいのではないでしょうか。

ほかにも、やせている運動不足の人と、太っているけれど継続して運動している人を比較すると、後者のほうが健康的だという研究もあります。

やせているか太っているか、つまり、食べないか食べるかよりも、運動することが大事なのです。

1日少しの時間、軽い運動をするだけで暴飲暴食の悪影響をリセットできますから、食

べすぎた、飲みすぎたと自分を責める必要はまったくありません。食べるのが好きな人、暴飲暴食がどうしてもやめられない人は、朝の通勤時間を利用して、少し早歩きをする習慣を身につけてはいかがでしょうか。

❖頭が悪くなる朝のやりがちな行動

みなさんは朝のある行動で1日を損しています。その行動が、さまざまな弊害を引き起こしているのです。それはどのような行動でしょうか。それを明らかにした研究があるので、紹介したいと思います。

アメリカのペンシルベニア州立大学で240人の男女を対象に、脳のワーキングメモリーとメンタルの関係を調べました。ワーキングメモリーとは、脳の短期記憶を司《つかさど》る機能のことです。たんに記憶力に影響を与えるだけでなく、うつや落ち込みを防ぐなど、集中力や自制心などもコントロールしています。

実験の内容は、次のようなものです。

「今日はどんな1日になりそうですか？」といった通知が、1日に5回ほどスマホに届いたら、そのときに何をしているか、どんな気分かを記録してもらい、ワーキングメモリーを計測するというものです。

その結果、朝、「今日はストレスが多そうだな」といったネガティブな予測を書き込んでいる人たちは、実際、**その日にストレスがあろうとなかろうと、ワーキングメモリーの働きが落ちて、決断力や集中力が下がり、欲望に弱くなって1日を損していた**ことがわかりました。

これまでもさまざまな研究データから、ストレスで決断力が下がったり、集中力が低下したりすることがわかっています。

今回のペンシルベニア州立大学の実験で興味深いのは、脳機能が低下するのは、実際にストレスがかかっているときだけでなく、ストレスを予測したときにも同じように下がることがわかった点です。

簡単にいうと、朝起きてすぐに「今日の打ち合わせは大変そうだな」とか「あれやって、これやって、今日は残業確実だ……」などと憂鬱な予定を考えて、**「ストレスの予測」をしてしまうと、その日は1日、脳のパフォーマンスが低下し、うまく働かなくなる**のです。

大事なのは、朝起きたときに、ポジティブな予想をすることです。たとえストレスが大きくなりそうだと思っても、「これを乗り越えたら気分がよくなる」とか「これを乗り越えたらメンタルが強くなれそうだ」などと前向きな予測を立てることが大切なのです。

ちなみに、大変なスケジュールが入っている日に、私がよくやるのは、

「帰ってきたら、自分が欲しかったカメラのデバイスをアマゾンで買っていいよ」

「おいしいワインを開けるぞ！」

「大好きなラム肉の料理を仕込んでおいて、帰ったら食べるぞ」

というように楽しみを用意しておくことです。

たとえストレスフルな予定があったとしても、「終わったら楽しいことが待っている！」と思えば、人はわくわくして前向きになります。

ストレスを乗り越えて成長する姿を思い描いたり、終わったあとにいいことがあるという予想を立てたりすると、朝のネガティブな気分をかなり軽減できると思うので、ぜひ試してください。

❖オナラが明らかにする驚愕の事実

腸内環境を考える際に、最近オナラが臭くなったとか、臭いオナラの頻度が増えている人は要注意です。

そもそも、どうしてオナラがたくさん出るのかというと、腸の中で過剰なガスが発生しているからです。普通はそんなにガスは出ません。

このガスは何かというと、75％は腸の中で発生している消化不良によるものです。とくに臭いオナラがこれにあたります。つまり、オナラが臭くて頻度が高いということは、腸内環境が悪化しているということなのです。

腸内環境が悪化する原因は二つあります。一つは、FODMAP《フォドマップ》を多く含むファストフードなど、腸内環境にあまりよくない食生活を送っていることです。FODMAPとは、小腸内で消化や吸収がされにくい糖質（オリゴ糖、二糖類、単糖類、ポリオール）で、腸内環境を悪化させやすい物質のことです。こういう物質が腸内で分解されて臭いガスを発生させるわけです。

二つ目はバクテリアで、悪い腸内細菌が増えすぎたため、ガスが発生します。そして、たいてい、この両方が組み合わさっていることが多いようです。

では、腸内環境を整えるにはどうすればいいのでしょうか。結論としては、「プロバイオティクス」と「プレバイオティクス」をとるのがいいと思います。

＊プロバイオティクス……腸内細菌となる乳酸菌やビフィズス菌など
＊プレバイオティクス……腸内細菌のエサで、オリゴ糖や食物繊維の一部など

とはいえ、プロバイオティクスには、人によって相性があります。ですから、いろいろ試してみる必要がありますが、実験を一つ紹介します。

２０１６年の実験で、１５０人を対象にしたものです。プロバイオティクスをおよそ2カ月間とってもらったところ、約7割強の人たちに、腸内環境の改善が見られたそうです。しかも、このプロバイオティクスの改善効果というのは、とるのをやめても1カ月くらいは続くことがわかっています。このことから、**プロバイオティクスを1カ月ほどとって、腸内環境がどう変わるかを試してみる**のがいいのではないでしょうか。

❖化粧水は不要！ 超簡単スキンケア

スキンケアについてはたくさん質問をいただきますが、語るべきことはあまり多くありません。というのも、本当に効くスキンケアというのは、ごく少数しかないからです。いわゆる高級化粧品は効果がないわけではありませんが、使う意味がありません。その理由は、お金をかけているところが違うからです。

高級化粧品のパッケージは、とても豪華ですね。こういった包装デザインのほか、女優さんやモデルさんを使った広告費などが商品代に加えられているのです。

もちろん、「この化粧品を使っていると気分が上がる」というのであれば、自由にお使いになればいいだけのことです。

ただ、スキンケアというのは、お金も手間もかからないんですよ、ということはお話ししておきましょう。

とくに、男性がスキンケアをするのは面倒です。化粧水をつけて、乳液とクリームを塗って、さらに美容液とパックを……なんてできませんね。とはいえ、若々しさを保つには、筋トレと同じようにスキンケアもやっておいたほうがいいので、簡単で効果の高い方法を紹介しておきます。

アメリカ皮膚科学会（ＡＡＤ）という、皮膚に関する世界でいちばん大きな学会があります。ここでは本当に正しいスキンケアを求めて、さまざまな研究が行なわれています。このＡＡＤが、**皮膚を若くいい状態に保つスキンケアとして提唱しているのが、「保湿剤」と「日焼けどめ」**です。

もともと人間の肌は、ターンオーバーといって、一定のサイクルで生まれ変わる性質があるため、この機能を助けるだけでいいのです。ちなみに、ＡＡＤは値段と効果は比例しないということもいっています。

肌にダメージを与えるものは二つあります。

一つは、乾燥です。乾燥を防ぐために保湿剤を塗るわけです。とはいえ、高いクリームなどは必要ありません。要するに、油で皮膚の上に膜をつくればいいのです。

テレビショッピングなどを見ていると、一般の女性からモデルさんまで、いろいろな人が「このクリームが効いた」と言っているのを見聞きします。なぜ効いているのかというと、クリームに保湿剤が入っていて、肌の乾燥を防いでくれているからです。

保湿剤として有効なのは、天然オイルです。天然オイルといってもさまざまな種類がありますが、私はココナッツオイルを使っています。ココナッツオイルは髪への浸透もいいので、ヘアケアからボディケアまでこれ一つで行なうことができます。

ちなみに、私は、食品として売られているグレードのものを使っていますが、食べられるものでもそれほど高くはありません。

また、天然オイルはあわないという人もいますが、天然の物質ですから、肌とあわないことがあるのは当然です。保湿という機能は変わらないので、オイルの種類を変えたり、ワセリンを使ったりと、いろいろ試して自分の肌にあうものを見つけるようにしてください。

ワセリンは子供の肌にも塗ることができるので、ワセリンでトラブルが起こることはほとんど考えられません。私の場合、ココナッツオイルは溶けやすいので、運動をするなど汗をかくような場面ではワセリンを使うようにしています。

じつは、**保湿のためには化粧水も必要ありません**。それを証明した研究があるので紹介します。この実験では、参加者を次の四つのグループに分けました。

＊化粧水だけ塗ったグループ
＊クリームだけ塗ったグループ
＊化粧水、クリームの順で塗ったグループ

＊クリーム、化粧水の順で塗ったグループ

そして、それぞれの肌質を調べたところ、次のような結果が出ました。

＊化粧水だけを塗ったグループは1、2時間で水分が蒸発した
＊それ以外のグループは効果が変わらなかった

つまり、クリームを塗れば、化粧水を先につけても、あとからつけても、あるいはつけなくても、肌への影響に違いはなかったのです。ということは、朝の洗顔後や入浴後のスキンケアは、保湿剤さえつけておけば問題はないということになります。

肌にダメージを与えるもう一つの要因は、紫外線です。

外に出ると日光を浴びますが、このときに皮膚がダメージを受けます。それを防ぐために、日焼けどめが有効なのです。日焼けどめは「広域スペクトラム」という機能がついているものを選びましょう。これはいろいろな波長を吸収してくれる日焼けどめのことです。

AADはSPF（シミやそばかすの原因となる紫外線B波の防止効果を表す目安の数値）

30以上のものを推奨しています。50など高いほうが強力だといわれますが、30でも問題はありません。**SPFの高さよりも、塗りなおすことのほうが大事です。**というのも、日焼けどめは塗ったあと、だんだんと落ちてくるからです。ですから、外にいるときは2時間おきに塗りなおすようにしましょう。

さらに、防水仕様の日焼けどめであれば、汗で落ちたりムラになったりもしないのでいいと思います。

❖肌トラブルを解消する方法

肌トラブルを解決するには、保湿剤と日焼けどめを使ったスキンケアを3〜4週間ほど行なって、様子を見てから考えるのがいいと思います。

トラブルが起こったときにやりがちなのは、化粧水を変えて、乳液を変えて、クリームを変えて……というように、同時にいろいろなことをやってしまうことです。でも、肌トラブルはすべて一度に解決できるものではなく、それぞれの症状にあわせて治していくしかありません。

スキンケア商品ですべてを解決できると思われがちですが、1週間でしわが消えたり、10歳若返ったりするようなものはありません。臨床試験で効果が確認されていても、AADでは怪しいとしているものもあります。

ちなみに、**毛穴が開くという話をよく聞きますが、毛穴は開閉しません。**スチームで毛穴を開いて汚れをとるなどという話もありますが、毛穴は物理的に開閉しないので、効果はありません。

効くとされるスキンケアでも、劇的な効果が期待できるわけではありません。保湿剤と日焼けどめを使いつつ、タンパク質をたくさんとって、睡眠の質を高め、内側からよくすることでターンオーバーを早めていくことが大切です。

基本は保湿剤と日焼けどめですが、美白ならハイドロキノン、しわならレチノールという成分が有効ですので、参考にしていただければと思います。

朝日を浴びるとやせやすくなる

なんと、浴びるだけでやせる物質があります。非常に簡単で、しかもタダです。先に答えをいってしまうと「朝日」です。朝日を浴びれば浴びるほど、スリムな体になることがわかってきました。

アメリカのノースイースタン大学が行なった調査によると、朝、散歩をする習慣があるなど、**朝日に当たっている時間が長い人ほど、スリムになる**ことがわかりました。この研究のおもしろいところは、人間の肥満度は、個人のエクササイズの量やカロリーの摂取量、年齢などとは関係なく、20%は朝日を浴びるタイミングで説明できるといっているところです。

では、なぜ、朝日を浴びるとやせやすくなるのでしょうか。

それは、前にお話しした体内時計のリセットと関係があります。太陽の光を浴びることで**体内時計がリセットされると、エネルギーバランスが最適化され、代謝がよくなる**と考えられているのです。

こういうと、「じゃあ、朝4時とか5時に起きたほうがいいんだ！」と思われるかもしれませんが、調べてみると、極端に早起きをする必要はありません。**8時から12時までのあいだに、20〜30分ほど太陽光を浴びるだけ**で効果が期待できます。

ですから、少し早く起きて散歩をしたり、通勤のときに歩くようにしたり、お昼休みを早めにとって外に出たりすればいいということになります。これなら毎日できると思いますので、ぜひ試してみてください。

肌荒れに悩む人には観葉植物

女性が観葉植物をデスクまわりに置いて、観葉植物の近くで働くと肌荒れが改善するというすごい研究結果が1998年に出ています。観葉植物であれば何でもいいそうです。枯れにくいものや、水や光が少なくても育つものなど、手間がかからず育てやすいものでいいと思います。

ちなみに、男性にも観葉植物はおすすめです。350人を対象に、植物を毎日見ながら作業をしてもらう実験を行なったところ、なかなかすごい結果が出たのです。

＊幸福感が47％、つまり、約1・5倍増加
＊作業効率は38％、つまり、約1・4倍増加

肌荒れに悩んでいる方、落ち込みがちだったり、集中できないと感じたりしている方は参考にしていただければと思います。

第2章

ストレスも味方につける「昼」の過ごし方

❖昼にカレーを食べる人は仕事ができない⁉

日本人は、とくに日中に強烈な眠気におそわれやすい人種で、人口のだいたい70%くらいは、昼間に眠くなりやすいそうです。もちろん、人によりますが、しっかり寝たからといって昼間に眠くならないわけではないのです。

さらに、睡眠の質がよくないことや夜ふかし、遺伝子の問題などいろいろな事情がありますが、そういったこと以外のある行動が原因で、眠気におそわれていることがあります。

オーストラリアのアデレード大学の研究によると、脂肪分の多い食品をたくさんとっている人たちは、昼間に眠くなる確率が高くなるそうです。つまり、脂っこいものをたくさん食べると、昼間に眠くなるのです。

この研究は、1815人のオーストラリア人を対象にしており、1年間かけて全員の食生活と睡眠状態を記録し、チェックしたものです。結果は、脂肪の摂取量が多い人、つまり、脂っこいものをたくさん食べる人は、少ない人にくらべて、なんと78%も昼間に眠くなる確率が高くなりました。

ちなみに、この研究では太っているかどうかは関係なく、やせ型の人でも高脂肪食をとると昼間に眠くなるという結果でした。高タンパク質や高炭水化物の食事は関係なく、高脂肪の食事をしている人だけが昼間に眠くなる確率が高かったのです。

私は、「昼間にカレーを食べるやつは雇うな」といつも言っています。なぜかというと、**カレーの辛さによって体温が一気に上昇したあと、徐々に下がり、午後の仕事が始まるときに睡眠に適した状態になって眠くなる**からです。

アデレード大学の研究で、もう一つの根拠が見つかりました。高脂肪食だと眠くなる、つまり、市販のカレーは油分が多く脂肪がたくさん入っているので、眠くなりやすい食べ物だといえるのです。これには、ラーメンや焼き肉もあてはまります。

とはいえ、脂肪の多いものを食べる人はすべてアウトというわけではありません。**ふだんから脂っこいものを食べる傾向が強い人ほど、眠くなりやすい**という研究です。原因は特定されていないのですが、研究者によると、おそらくホルモンバランスが乱れるからではないかということです。

高脂肪食品がもたらす無限ループのワナ

昼間に眠くなりやすくなる高脂肪の食事を続けると、何が起こるのでしょうか。

私たちの食欲は、食欲を抑えるレプチンと、食欲をアップさせるグレリンというホルモンのせめぎ合いで決まります。この二つのホルモンのバランスが大事なのです。

高脂肪の食事をしていると、食欲を抑えるレプチンがたくさん出ます。脂をたくさんとっているから、食欲を抑えなければ……となるのです。そうすると、反対に食欲を増やすグレリンの量は減ります。

これだけ聞くと、食欲を抑えるホルモンが増えて、食欲を増やすホルモンが減るのであれば、「なんだかやせられそう!」「ラーメンダイエットとか、はやるんじゃない?」などと思われるかもしれません。

ところが、食欲だけならいいのですが、これは睡眠にも影響を与えるのです。脳内で分泌され、睡眠をコントロールするオレキシンという物質があります。高脂肪の食事は、このオレキシンに悪影響を与えます。というのも、レプチンとグレリンのバランスによっ

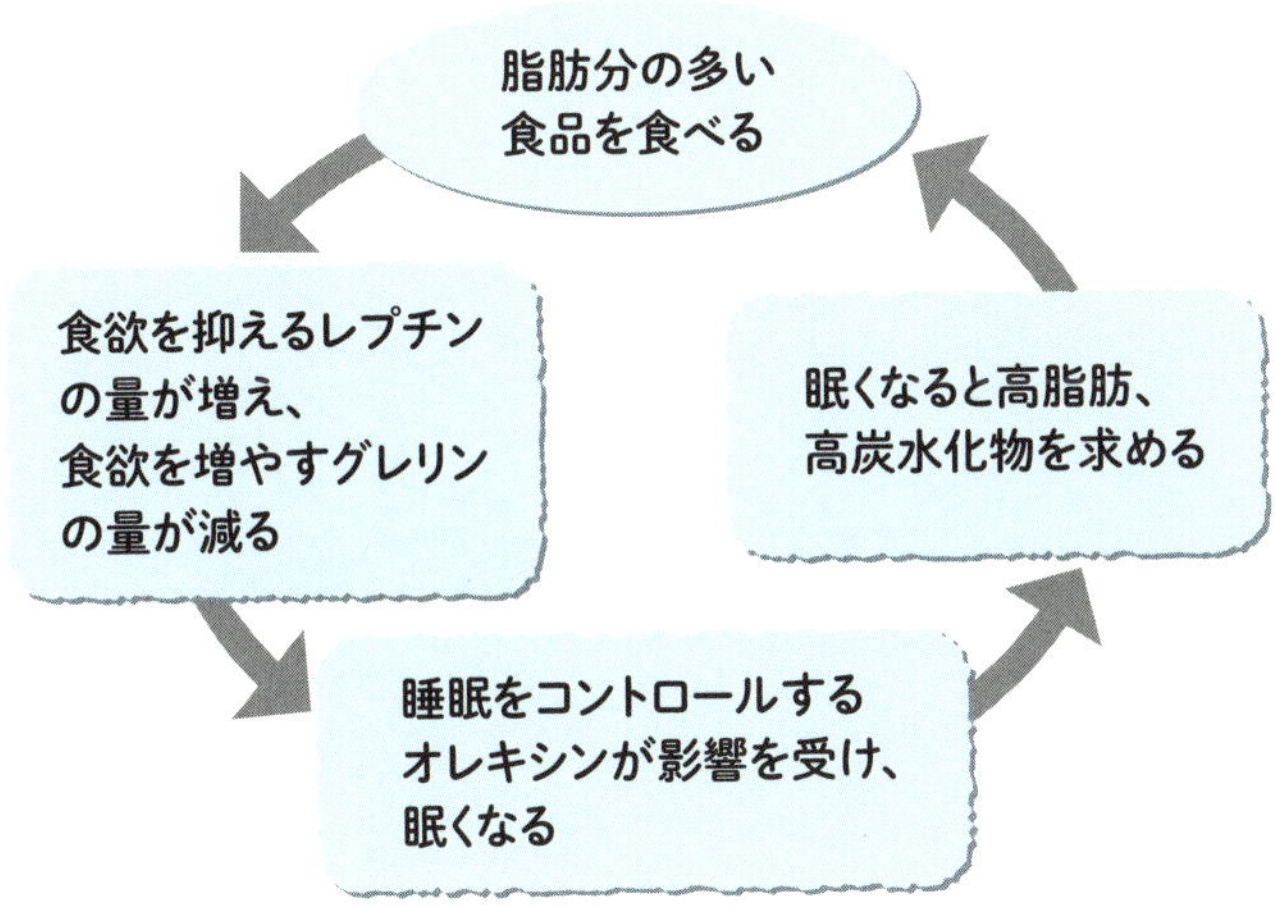
脂肪分の多い
食品を食べる
食欲を抑えるレプチン
の量が増え、
食欲を増やすグレリン
の量が減る
睡眠をコントロールする
オレキシンが影響を受け、
眠くなる
眠くなると高脂肪、
高炭水化物を求める

て、睡眠を司るオレキシンがコントロールされているからです。

つまり、レプチンとグレリンのバランスがくずれると、オレキシンもくずれ、その結果、本来は眠くなるはずのない昼間に眠くなるのではないかということを、研究者は指摘しています。

ところで、会社の飲み会が終わり、夜も遅いので「眠いから、帰るわ」と言いつつ、「じゃあ、締めのラーメンを食べてから帰ろうよ」と言われると、なぜか眠い目をこすりながら食べにいったりしているのではないでしょうか。

じつは、**体は眠いときに、高脂肪や高炭水化物の食品を求める**ことがわかっています。

ということは、上図のような無限ループに陥るのです。

　おそろしい話ですね。もし、みなさんのなかで、ダイエットもうまくいかないし、昼間も眠くなるという人がいたら、胸に手を当てて自分の食生活をふりかえってみてください。

　ちなみに私の場合、お昼は13～14時くらいにとります。内容は、次のとおり。

＊ブルーベリー100グラム
＊バナナ2本
＊ナッツ少々
＊カカオニブ
＊プロテインにココアパウダーを入れたもの

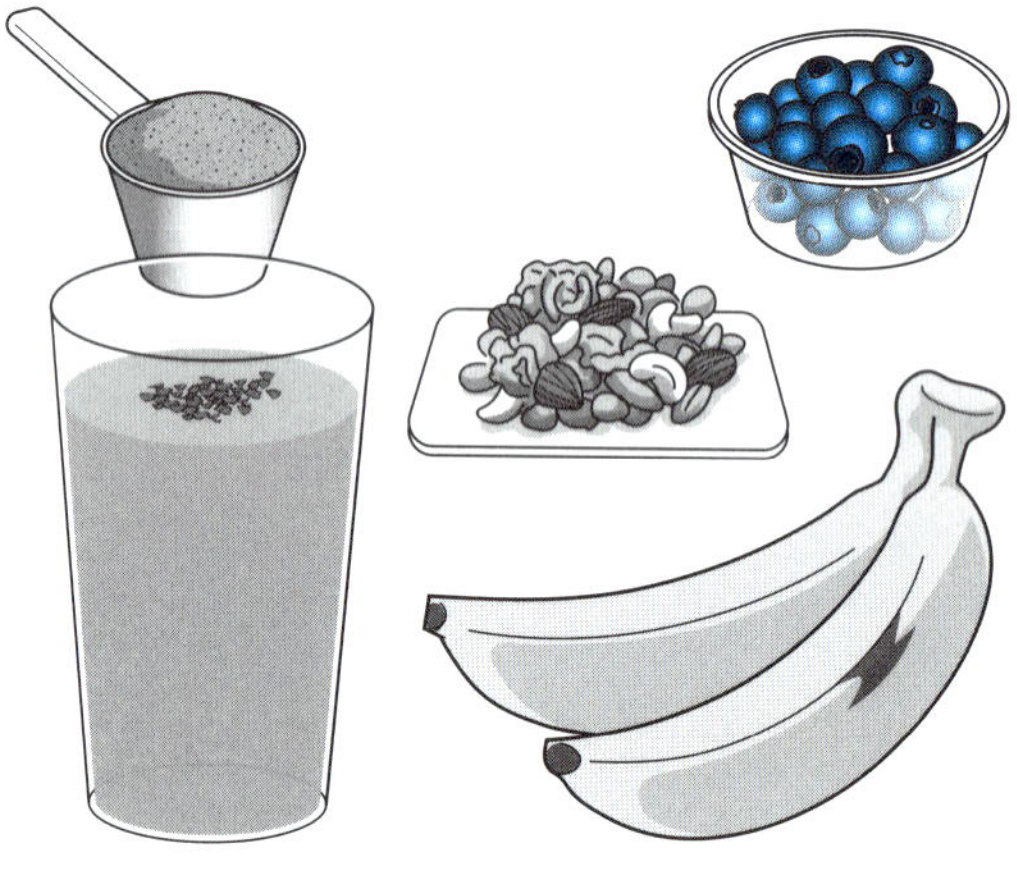

どうしてもお腹が空いたときには、卵やブロッコリーを食べますが、基本は軽食です。そのかわり、**夜はガッツリ食べる**ことにしています。

❖買ってはいけない、脳を狂わせるヤバいおやつ

脳を狂わせる原因となる物質は、塩・砂糖・脂肪の三つです。この三つは、人間の体にとってとても重要なものですから、人間の体はこれらを求めるように進化してきました。さらに、**もともと自然界に多くは存在しないものだったので、より求めるようになった**のです。

ところが、現代ではどれも簡単に手に入るようになったのに、この状況に人間の脳はついてこられていないのです。そして、それを利用しているのが加工食品です。

フードトラップという考え方があります。先ほど述べた理由から、人間は、塩分・糖分・脂肪分に対して際限なく欲求が爆発し、暴走します。それにいち早く気づいたのが加工食品業界の人たちです。

1970年代ごろ、この三つの成分をうまく組み合わせることで、人間の食欲を無限

に引き出すことを利用した食品が販売されるようになりました。

実験心理学者のハワード・モスコウィッツ博士は、糖分の魅力を最大限に引き出す方法を研究し、次のような実験を行ないました。

＊成分をさまざまな組み合わせにして味覚テストを行なう

＊糖質がどれだけ入っていると脳がもっとも興奮するのか、つまり人間がもっともおいしいと感じるのかを調べる

その結果、次のことがわかりました。

＊糖分は、ある一定量を超えるとその魅力が減る

＊量が増えるほど、無限に脳の興奮が高まるわけではない

ちなみに、糖分のベストな量は「至福ポイント」と呼ばれますが、加工食品業者はこの「至福ポイント」を利用したのです。具体的には、**人間がもっともおいしいと感じや**

すい数値に糖質を調整し、商品化することで中毒性を引き出し、継続的に商品を売ることに成功したのです。

そして、この方法は、いまでもいろいろな加工食品に利用されています。

2001年にマコーミックというアメリカの調味料メーカーが、人間の味覚に関する調査を行なっていますが、この研究では、人間が特定の食品にのめり込むのは空腹感とは関係がないことがわかっています。

要は、塩分・糖分・脂肪分のバランスによって、特定の食品にのめり込むようにコントロールされているのです。

たとえば、脂肪分は糖分と違って上限がありません。そのため、かなり多めに添加されていても、よほど油でギトギトしていないかぎり、基本的に脂肪分は人間の脳を狂わせ、食べさせるようにできるのです。

脂肪分については、どのような匂いや食感を組み合わせると人間の脳がもっとも興奮するかというところまで研究が進んでいます。つまり、**みなさんの脳は脂肪分に操られている**のです。

人間の食欲のコントロールは、さまざまなところで行なわれています。たとえば、アメリカの食品メーカー、ハーシー社の実験では、ポテトチップスを食べるときのサクッという音が大きければ大きいほど、ポテトチップスの魅力が上がることがわかっています。

そのため、高温で揚げたり、さらに音がする添加物や油を入れたりしているのです。私たちの脳の大脳辺縁系というところは、塩分・糖分・脂肪分という自然界には少ないエネルギー源に目がないようにできています。

味や健康よりも、これらをコントロールすることで、その食品は売れるわけです。しかも、この三つの成分は、質にこだわらなければ、いまではいくらでもつくることができます。

そして、こうした食品を食べれば食べるほど脳はバカになり、中毒のようになっていきます。そのため、加工食品業者はビッグサイズの商品をつくり、どんどん買って消費させるようにしているのです。

塩分・糖分・脂肪分の三つは人間にとって必要なものですが、一定量以上投下すると中毒になってしまい、結果として体を壊すことになります。食品に対する正しい知識をもって、食欲を正常な状態に保つことがとても大事です。

幸福感がアップする「生」の最強おやつ

女性が大好きなおやつも、種類によってはメンタルに大打撃を与えます。科学的にいいとされるおやつにはどんなものがあるのでしょうか。

野菜や果物系がいいということは、なんとなくわかると思います。おやつなので、果物を中心に、具体的にどういう野菜や果物を選べばいいのか紹介しておきましょう。

ニュージーランドのオタゴ大学の研究で、15～28歳の男女200人を対象に行なった実験があります。メンタルがいちばん不安定になりやすい世代を対象にしたものです。

実験は、次のように行なわれました。

＊うつ症状や不安症の症状が出ていないか、全員のメンタルをチェックする
＊全員が食べている野菜や果物の量を調べる

その結果、次のことがわかりました。

＊野菜や果物を食べている人のほうがメンタルは健康
＊加工されていない野菜や果物ほど、メンタルの改善と強い相関関係がある
＊缶詰など加工食品の場合は、若干、不安を抑えたり、幸福感を高めたりといった、気分を改善する効果が低下する

この傾向は、参加者の運動や食事の量、健康状態や性別、家庭の裕福さといったものを調整しても確認することができたということです。

野菜や果物をおやつとして食べると、**うつ病の症状が減り、幸福感はアップしてポジティブな気分が出やすくなります**。さらに、やる気が高まり、人生の満足度も上がり、人間関係までよくなります。

ただし、加工されていない生のものを食べた場合です。

そこで、実際に、どんなものを生で食べればいいのか、メンタルを改善し、幸福感を増してくれるおやつはどんなものかを紹介しておきます。このなかから好きなものを選び、できるだけ食べるようにしてください（量はそれぞれ１００グラムくらいで考えてください）。

バナナ／リンゴ／オレンジ・レモン（柑橘類）／ブルーベリー／ミックスベリー／キウイフルーツ／ニンジン／キュウリ

これらが、メンタルの改善にもっとも効果があります。

また、おやつにはなりにくいですが、ホウレン草やケールなどの葉物野菜、レタスも効果が高い食品です。

ここにあげた野菜や果物ほどではないですが、比較的効果がある食材としては、次のものがあります。

セロリ／キャベツ／赤タマネギ／トマト／マッシュルーム

なお、調理した野菜や果物がダメだというわけではありません。できるだけ生のものを食べるようにしていただきたいですが、気分を改善する効果は下がるものの、コンビニで手軽に買えるものにしたいときもあるかと思います。

そんなときにおすすめできる、メンタルの改善に効果のある食材には次のものがあります。

カボチャ／サツマイモ／ジャガイモ

また、おやつではありませんが、次のような野菜なら冷凍でも効果が見込めます。

ミックスベジタブル／ブロッコリー／ナス

生の野菜は腐らせてしまうからと、ふだんは野菜や果物を食べない一人暮らしの方は、常備しておくといいのではないでしょうか。

❖コンビニで無駄な買い食いを防ぐ法

コンビニに行くと、ついつい買わなくてもいいのにお菓子を買ってしまうことがあると思います。これを防ぐ意外と簡単な方法を紹介します。

人間はどのような状況のときに健康的な食べ物を選び、お菓子やファストフードといったジャンキーな食べ物を避けるか、ということを調べた研究があります。

ブライアン・ワンシンクという食心理学の第一人者が行なった研究で、まず、120人の参加者を、次の三つのグループに分けます。

*事前にひとかけらのリンゴを食べてもらったグループ
*事前にひとかけらのクッキーを食べてもらったグループ
*とくに何もしなかったグループ

そして、それぞれのグループにスーパーマーケットへ買い物に行ってもらったところ、結果は次のようになりました。

*リンゴを食べたグループは、クッキーを食べたグループよりも28%、野菜や果物といった健康的な食品を買う確率が高かった
*リンゴを食べたグループは、何もしなかったグループよりも25%、野菜や果物といった健康的な食品を買う確率が高かった

さらに、この三つのグループにさまざまな食品を選んでもらいました。その結果は、次のようになりました。

＊リンゴを食べたグループは、ほかの二つのグループにくらべて、全体的に低カロリーな食品を選ぶ傾向があった

＊クッキーを食べたグループは、何もしなかったグループよりも、より高カロリーな食品を選ぶ傾向があった

つまり、コンビニへ行く前に、リンゴなどの果物をひとかけら食べておくだけで、健康的な食品を選び、ジャンキーなものを選びにくくなるというのです。

これは、**健康を意識するマインドセットが一時的につくられるから**です。人間の脳に健康的なイメージをすり込んでおくだけで、ジャンクフードなどの誘惑に強くなるのです。

ちなみに、リンゴでなくても、ほかの野菜や果物でも効果があります。

会社におやつを置いておく場合は、無塩のナッツなどがいいかもしれません。息抜きにコンビニへ買い物に行くような場合に、ナッツをひと口食べてから行くことで誘惑にも強

くなります。

健康に気を使っているイメージがつけばいいわけですから、体にいいことが証明されているサプリメントをとってから行くだけでも選び方が変わると思われます。

ちなみに、これは写真などでもＯＫです。健康を意識するような写真やトクホなどのラベルを見るだけでも効果があることがわかっています。スマホに健康を連想するような画像を入れておき、コンビニへ行く前に見るようにすると、自然とジャンクフードを避けるようになり、選択もまちがわないようになります。

また、当然ですが、人間はお腹が空いているときに無駄な買い物をしてしまいます。お昼や夕方のお腹が空いている時間にコンビニへ行くのは、基本的にやめるようにしましょう。

❖コンビニで買えるメンタルがよくなる商品

忙しい日は、ランチもコンビニで買ってきてすませるという人が多いのではないでしょうか。そんなときに、絶対に選んではいけない商品を紹介しておきます。

結論からいうと、「健康によさげ」といわれている商品にも意外な落とし穴があるので、健康を意識するのなら、加工度の少ない、自然のものを食べるようにしましょう。

具体的には、「コレステロールを下げます」とか「トクホ」などを謳っていないものがいいと思います。

みなさんは、健康そうなものの害というのをご存じでしょうか。

たとえば、ファストフード店で、ハンバーガーと並んで、新鮮な野菜のサラダがメニューにある場合とない場合では、どちらが健康的なメニューを注文する可能性が高いと思いますか？

普通に考えると、メニューにサラダが入っているほうが健康を意識した商品を注文しやすいと思いますが、実際は逆なのです。

体によさそうなサラダが選択肢にあるというだけで、「健康的なものを食べようと思えば食べられるけど、ま、今日はいいか」と、あえてビッグサイズのハンバーガーを頼んだりするのです。

健康食品やトクホマークのある製品も同じです。**体脂肪を減らすと謳われている飲料を飲んでいるから大丈夫と言いながら、山盛りの唐揚げを食べていては意味がありません。**

つまり、心理的には、健康にいいとされる食べ物を言い訳にして、不健康につながる行動を助長している可能性があるのです。

❖食欲を抑える科学的方法

みなさんは、食欲がとまらなくなることはありますか？

ついつい**お菓子などを食べすぎてしまう人は、タンパク質の量が足りていない**のではないか、という仮説があります。イギリスのオックスフォード大学のシンプソン博士が2005年に提唱した「プロテインレバレッジの仮説」で、食欲とタンパク質の摂取量は逆相関関係（一方が増加すると他方が減少する）になっているという、とても興味深いものです。

人間はそもそも生きていくために食欲が必要です。人間の食欲はいつとまるのかを考えると、必要な量のタンパク質をとるまで、いくらカロリーをとろうが食欲はなくならないのではないかといわれています。

昔は、脂質や糖質は大変貴重であり、摂取するのが難しかったため、タンパク質を満たすことができれば、それで問題はありませんでした。

でも、現代では、タンパク質がほとんど入っていないジャンキーな食べ物やお菓子があふれています。そのため、プロテインレバレッジの機能がうまく働かなくなっているのではないかと考えられています。

食欲を増やしてタンパク質をもっととろうとするものの、実際には糖質や脂質ばかりをとることが起きてしまうのです。

プロテインレバレッジについては、さらに研究が進んでいます。2013年に、過去38件のデータから、タンパク質の摂取量と摂取カロリーの相関を調べた文献があります。この研究では、**タンパク質の摂取量が増えれば増えるほど、総摂取カロリーは減る傾向にある**ことが確認されています。

タンパク質が満たされると食欲が減るということは、無駄に糖質や脂質に手を出す可能性も減ると考えることができます。

また、別の研究（2013年）では、79人の男女に、タンパク質の比率をいろいろと変えた食事をとってもらったところ、高タンパク食のほうが自然と食欲が減って、食べる量を減らしたり、ダイエットするようにと伝えていないにもかかわらず、摂取カロリーが減ってきたりしていました。

これらの研究から、無駄な食欲を減らすためには、タンパク質の摂取量を増やすほうがいいのではないかと考えられたのです。

タンパク質はいつ、どれだけ摂取すべきか

日常生活のなかで、簡単にタンパク質をとる方法としては、**プロテインをとってから昼食をとる**ようにするといいでしょう。これにより、食欲が抑えられ、自然とダイエット効果が得られるのではないかと思います。

いま、昼食と言いましたが、むしろ1日の1食目にとるようにするといいでしょう。朝から米やパンをしっかり食べる人であれば、それをやめて、かわりに卵を3個食べるようにしてはいかがでしょうか。

また、サラダなどの野菜から先に食べる人は、**サラダをしっかりと食べたあとに卵などのタンパク質をとって、それからほかのものを食べる**ようにするといいのではないかと思います。

過度な食欲を抑えるためにとるべきタンパク質の量について、オーストラリアのシドニー大学が2011年に行なった研究を紹介します。これは22人を対象に行なったもので、参加者を次の二つのグループに分けます。

＊実験期間中は、カロリー制限なしで、ふだんどおりに食事してもらうグループ
＊最初の4日間は、摂取カロリーの10％をタンパク質にし、次の4日間は摂取カロリーの15％をタンパク質に、さらにその次の4日間は摂取カロリーの25％をタンパク質へと、徐々に増やしていくグループ

そして、ふだんどおりに食事してもらったグループと、4日間ごとにタンパク質を増やしていったグループでは、どのような違いが出るかを調べたのです。

結果は、次のようになりました。

＊もっとも食欲が増えたのは、タンパク質が10％のとき
＊タンパク質10％を続けているあいだは、日を追うごとに摂取カロリーが増えた

＊タンパク質を15～25％に増やすと、空腹感に変化はなかったが摂取カロリーは減った

タンパク質が足りていないため食欲が増えてしまい、摂取カロリーが増えたのです。さらに、タンパク質が10％程度だと食欲が増えるいっぽうで、最低でも15％はとる必要があるということになります。つまり、総摂取カロリーの15％が最低ラインだと考えてください。

お菓子ばかり食べていると、なかなかお腹がいっぱいになりません。食欲がとまらないという人は、もしかしたらタンパク質が足りていないのではないか疑ってみるといいでしょう。とはいえ、これだけの量のタンパク質を食品からとるのはなかなか難しいかもしれません。

よく、「飲むだけでやせます」という謳い文句を見聞きしますが、サプリでやせるものがあるかというと微妙です。では、飲むだけでやせるような、そんな都合のいいものがあるのかというと……じつはあるのです。

研究をいくつか紹介しますが、なかには12週間続けたら体脂肪が9％落ちたというものもあります。それが、「ホエイプロテイン」です。ですから、**ダイエットをする人は、プ**

ロテインは飲んだほうがいいというのが結論です。

女性のなかには、プロテインをとると筋肉がつきすぎるのではないかと考える人がいますが、女性は鍛えても、筋肉はそれほど太くなりません。どちらかというと、引き締まる効果のほうが高いので、飲んだほうがいいと思います。

また、プロテインはとるタイミングが重要ですから、基本的に1日の1食目でとるようにしてください。

近年の科学会では、タンパク質は体重1キログラムあたり1・5〜2・2グラムくらいまではとったほうがいいとされています。2グラムまではとってもいいと覚えておいてください。

ということは、私は体重が65キログラムなので、130グラムはとってもいいことになります。130グラムのタンパク質となると、かなりの量です。そのため、プロテインは気にせずとって大丈夫だと考えられます。

❖運動をしなくてもプロテインは効果があるのか

プロテインは食物からとらないと意味がないとか、運動と組み合わせないと意味がないという人もいますが、アメリカのスキッドモア大学から出された論文では、**運動をしていない人が「ホエイプロテイン」をとるだけでも、十分にダイエット効果がある**ことがわかっています。

57人の男女を対象にした実験で、被験者を次の三つに分けます。

＊ふだんどおり食事をしてもらい、「ホエイプロテイン」をとってもらったグループ

＊ふだんどおり食事をしてもらい、「ホエイプロテイン」をとり、さらに筋トレもしてもらったグループ

＊ふだんどおり食事をしてもらい、「ホエイプロテイン」をとって、さらに筋トレ＋HIIT（高強度インターバルトレーニング、第4章参照）＋ストレッチに加え、持久力のトレーニングまでしてもらったグループ

そして、次のような実験を行ないます。

*どのグループもカロリー制限はしない
*1日のプロテイン摂取量は20グラム×3回の計60グラム
*これを16週間続ける

その結果は、次のようになりました。

*すべてのグループの体重が減少
*なかでも、一つ目と二つ目のグループの体重が大幅に減った
*二つ目のグループは、内臓脂肪が大幅に減った
*三つ目のグループは、いちばん体脂肪が減少した

プロテインをとっているだけのグループと、プロテインをとって筋トレだけをしているグループの体重が大幅に減ったということは、運動をしていてもしていなくても、プロテインをとることで体重が落ちたということになります。

健康のことまで合わせて考えるのであれば、筋トレも一緒にしたほうがいいですが、ダ

イエットだけを目的にするのであれば、プロテインをとるだけでも効果はあるということです。

プロテインは、トレーニングをした日にしか飲まないという人がいますが、毎日飲んだほうがいいのではないかといえます。

この実験では、どのグループも食事はいつもどおりにとってもらいました。それに加えてプロテインをとるわけですから、総摂取カロリーとしては増えています。にもかかわらず、体重は減ったのです。

ところで、筋トレ後30分のゴールデンタイムにプロテインをとらなければいけないという人がいますが、前後4時間くらいなら関係がないという研究結果もあります。スキッドモア大学の論文から考えると、むしろ先に飲んでおいたほうがいいのではないかということです。

ちなみに、私は、**筋トレをする前と後に分けて飲んでいます**。

とくに内臓脂肪型、いわゆるリンゴ型の肥満の人は、プロテインをとったあとに筋トレをすると内臓脂肪を落としやすいので効果的だといえます。

比較的女性がなりやすいといわれる皮下脂肪型、いわゆる洋ナシ型の肥満の人は、プロテインをとったあとに筋トレをして、ＨＩＩＴをし、ストレッチをして持久力を上げる運動などを組み合わせると体脂肪を落としやすいでしょう。

❖プロテインは動物性か植物性か

「ホエイプロテイン」と植物性の「ソイプロテイン」では、どちらがいいか悩む方も多いと思いますが、それを調べた研究があるので紹介します。

イランのテヘラン大学の研究で、ＢＭＩ（肥満指数）が25以上の肥満男性を52人集め、次の二つのグループに分けました。

＊夕食を食べる30分前に、67・5グラムの「ホエイプロテイン」をとったグループ
＊夕食を食べる30分前に、60グラムの「ソイプロテイン」をとったグループ

そして、次のような実験を行なったのです。

*どちらのグループもカロリー制限は行なわない
*総摂取カロリーに占めるタンパク質の量をだいたい34％程度にする
*これを12週間続ける

かなり太っている人たちが、かなり高タンパクの状態になったらどうなるのかを調べようということです。その結果、次のことがわかりました。

*「ホエイプロテイン」を使った人のほうが食欲が減少し、カロリー摂取量も減り、体重も体脂肪も減った
*「ホエイプロテイン」を使った人は、12週間でおよそ9％程度、体脂肪が減った

つまり、「ホエイプロテイン」のほうが、はるかにダイエット効果が大きかったのです。
ですから、乳製品に対するアレルギーがなければ、「ホエイプロテイン」をとるといいといえるでしょう。

タンパク質のとりすぎによるデメリット

「プロテインは食欲を抑えてくれるので、ダイエットにもいい」という話をある人にしたところ、「プロテインは体に毒だからやめたほうがいいと言われた」という答えが返ってきました。

結論からいうと、プロテインをとることに問題はありません。もちろん、ありえない量をとれば健康被害も考えられますが、それは普通ではとれないくらいの量ですから、安心してください。

とはいえ、タンパク質をとりすぎた場合のデメリットは、次にあげるように二つあります。

①タンパク質を分解するときにアンモニアが出る。
②腸内細菌がタンパク質を分解すると毒素を出しやすくなる。

①については、アンモニアは強烈な毒素ですから、出すぎるとよくありません。体内でエネルギーやグルコースを生成するときにアンモニアが出ますが、通常は肝臓で尿素に変えられ、尿として外に出るので問題はありません。

ところが、プロテインをとりすぎると、その処理能力を超えてしまうのではないかといわれているのです。少し古いですが、1973年にこのことを調べた研究があります。結論としては、1日に230グラムのタンパク質をとると処理能力を超えるのではないかと見られています。

これは上限と考えられますので、1日に150～200グラムくらいまでであれば大丈夫ではないかとされています。さらに、プロテインの量ではなく、タンパク質自体での量ですから、現実的には問題にならないと思われます。

②は、炭水化物をとったあとは、腸内細菌が酪酸やプロピオン酸という体にとっていいものをつくってくれます。でも、タンパク質をとった場合は、硫化水素やインドールという有害物質をつくりやすくなるのです。

オナラがやたらと臭い人は、この硫化水素が原因なのです。**高タンパクな食事をしすぎるとオナラが臭くなります**。肉食動物の排泄物が臭いのは、このような理由によるのです。

ただ、「ホエイプロテイン」は、腸内細菌が飢餓状態で腸壁を食べた場合に腸壁を治す働きがあるなど、適切にとれば腸にとって悪いものではありません。

ほかにも、プロテインは肝臓や腎臓に負担をかけるという話もよく聞きます。でも、よく調べてみると、腎臓病の患者さんがタンパク質の摂取量を制限したところ、腎臓の機能がよくなったという研究を誤読していただけでした。

腎臓は、タンパク質が代謝したときに出てくる毒素をフィルタリングしてくれています。たしかに、腎臓がうまく機能しなくなると血圧が維持できなくなるなど、さまざまな問題が生じます。

ただし、これは腎臓の調子がもともと悪い人のデータであって、腎臓が健康な人が高タンパクの食事をしてダメージが出たという研究結果は出ていません。腎臓が健康な人であれば、高タンパクの食事をしても問題はないと考えられています。

たとえば、2014年に、コクラン共同計画（治療と予防に関する医療情報を提供する世界的組織）が過去に行なわれた腎臓とプロテインに関する30件のデータを精査した系統的レビューによると、高タンパク食は腎臓のフィルタリング速度を上げ、尿として排出する尿素やカルシウム、尿酸の量を増やすそうです。

これは高タンパク食に腎臓が適応し、しっかり処理をしてくれていることを意味します。つまり、腎臓に病気を抱えているのでなければ、高タンパク食はまったく問題がないということです。

そもそも、プロテインのことを気にするくらいであれば、精製された砂糖のほうを気にしたほうがいいと思います。腎臓の働きは肝臓と密接に結びついており、ジャンクフードやコンビニスイーツなどの精製糖がたくさん使われているお菓子を食べるほうが、腎臓への負荷は大きいといえます。

職場によって太ったりやせたりする

世の中には、太ってしまう職場というのがあります。職場が違うだけで太ったり、やせたりすることがあるの？　と思われるかもしれませんが、原因はストレスです。ストレスは食欲の増加をもたらすので、その結果、太るのではないかという話はよく耳にすると思います。

たとえば、ストレスがある人はそうでない人にくらべて、1カ月で416グラムの体脂肪がつきます。1年でおよそ5キログラムも太ってしまうのです。

ただ、ストレスがすべて悪いわけではありません。うまく使えば自分を前に進めるためのモチベーションに変えることもできます。

ところが、特定の時間帯に、より多くのストレスを感じる人ほど太りやすいことがわかっています。アメリカのジョンズホプキンス大学の研究で、18〜50歳の太りすぎの男女32人を対象に行なった実験があります。

対象者の半数は過食症の診断を受けた人たちです。この実験では、午前にストレスを受けた場合と、午後にストレスを受けた場合で、夜の食べすぎがどれくらい変わるのかを調べています。

実験の内容は、次のとおりです。

＊午前9時、午後4時、どちらかのタイミングで608キロカロリーの栄養ドリンクを飲んでもらう
＊ドリンクを飲んでから130分後に、氷水が入っているバケツに手を入れてもらう
＊その後、血液検査を行ない、ストレスホルモンと食欲増進ホルモンの違いを検証する

＊30分後に、ピザやポテト、クッキーといったジャンキーな食べ物も並んでいるレストランのビュッフェに連れていき、自由に食べてもらう

この結果、次のことがわかりました。

＊午前にストレスがかかっていたグループよりも、午後にストレスがかかっていたグループのほうが、食欲が上昇する傾向が高かった
＊午前にストレスを受けた人はＰＹＹ（食欲を下げるホルモン）が多く、午後にストレスを受けた人はグレリン（食欲をアップさせるホルモン）が多かった

つまり、どうせストレスを受けるようなことをするのであれば、どちらかというと午前に行なうほうがいいといえます。ですから、**自分のペースで調整できるものはできるだけ調整して、ストレスがかかるような仕事は早めに終わらせましょう。**

こうしたことから、午後にストレスフルな仕事がやたらと入ってくる職場は太る職場といえそうです。主婦の場合、面倒な家事はできるだけ午前中に終わらせるようにしま

しょう。

「食べる順ダイエット」は本当のところどうなのか

野菜を先に食べるとやせるという「食べる順ダイエット」を推奨している人たちがいます。その人たちは、「糖質を最初にとると血糖値が上がり、インスリンが大量に分泌されるので肥満になるのではないか」ということをよく言いますが、本当でしょうか。

これは野菜を先に食べるとインスリンの分泌が少なくなるのでやせる、という理屈のようですが、インスリンが肥満の原因だという根拠がいまいち曖昧です。おそらくやせるだろうけれど、理屈がおかしいというのが私の結論です。

食べる順と健康に関する問題について、アメリカのウェイルコーネル医科大学が30〜65歳の男女15人を対象に行なった実験があります。参加者には、太りぎみの人（BMIが25〜40くらい）や糖尿病ぎみの人を選んでいます。

この研究チームは、中年以降で少し体型がくずれてきて、体が糖質をコントロールすることができなくなってきた人たちであれば効果があるのではないかと考えたのです。

実験は、次のように行なわれました。まず、参加者を三つのグループに分けます。

＊パン（炭水化物）を先に食べるグループ
＊野菜を先に食べるグループ
＊チキンと野菜を先に食べるグループ

そして、全員が同じ食事をとり、食べる順番だけ変えてもらったのです。食事の内容は、次のとおりです

＊1日の摂取カロリーは2417キロカロリーで、タンパク質が41・05グラム、脂質が20・06グラム、糖質が58・28グラム（パンが約90グラム、チキンが約100グラム、オリーブオイルが約15グラム、残りは野菜とスパイスというようなイメージ）

実験は、参加者全員がすべての食事法を行なうクロスオーバーというタイプで、3日間行なったら1週間空けて、違う食べ方でまた3日間検証するというものです。

その結果は、次のようなものでした。

＊パンを先に食べると、血糖値、インスリンとも食後60分で値が大きく上がり、さらにそのあと、１８０分ほどで下がる

＊野菜を先に食べたグループと、チキンと野菜を先に食べたグループでは、血糖値、インスリンとも、食事をしてから１８０分間の値は一定

この実験からいえるのは、血糖値やインスリンを一定にしたい場合は、野菜やタンパク質を先に食べてから炭水化物をとったほうが効果があるということです。

インスリンにやせる効果があるかどうかは、この実験だけではなんともいえません。ただ、**インスリンは食べすぎを抑えてくれるホルモンなのではないか**といわれており、過度の肥満の人や糖尿病の人など一部の人たちには意味があるかもしれません。

ところで、**人間がなぜ太るのかというと、脳が興奮しすぎるから**です。おいしそうなものを目の前にすると、興奮して歯止めが効かなくなるのです。

そのため、最初にサラダなど、カロリーが低く、そのため脳が興奮して暴走しにくいも

のを食べてから、炭水化物などをとるようにすれば、食欲のコントロールという意味では効果があるのではないかと考えられています。

つまり、ランチのあと眠くなる人や太りぎみの人、糖尿ぎみの人、受験生や資格勉強をしている社会人などで、血糖値の上昇を避けたい人は、「食べる順」を考えるのは効果が大きいといえそうです。

ダイエットをしたい人も、これだけでやせることは難しいかもしれませんが、食欲を抑えることができれば、ある程度効果が出るかもしれません。

第3章

「夜」のしっかりメンテナンス法

「夜食べると太る」はウソです

みなさんのなかには、寝る前や夜中に炭水化物をとると太ると思っている人が多いと思いますが、それはウソです。

太るかどうかは総摂取カロリーによるので、夜食べようが、昼食べようが、朝食べようが、太る率は変わらないという研究があります。本当に、まったく変わりません。

さらに、炭水化物は夜食べたほうがいいという研究もあります。**寝る2時間前に、おにぎり1個ぶんの糖質をとると睡眠の質が上がり、よく眠れるようになる**というのです。

これは、成長ホルモンが分泌されて、体のあちこちの脂肪が脂肪酸に溶け出して血液に流れるからです。そのため、翌日運動すると、かえって脂肪が燃えるようになるという研究もあります。

ですから、ダイエットをしている人も、ある程度は糖質をとったほうがいいのです。寝る2時間前に糖質をとると、よく眠れるようになって、さらにやせます。また、**キウイを2個食べると睡眠の質が上がる**という研究もあるので、私も寝る1時間前にキウイを2個食べています。

夜に糖質をとってはいけないというのは完全に迷信です。むしろ糖質をとらないと睡眠の質が下がり、仕事に支障が出て、メンタルも病むので、いいことは何もありません。医師のなかにも、ダイエットのために糖質制限がいいと言っている人がいますが、医師がそんなことを広めるのはかなり問題だと思います。

ダイエットをめざす人にまず知っておいていただきたいのは、**人が太るのは炭水化物の量ではなく、総摂取カロリーによる**ということです。ご飯を食べなければ、そのぶんカロリーが減るわけですから、当然やせます。

結局、やせたいのであれば、食べる量をどう減らすかということになるのです。ただし、我慢していると無理が出るので、我慢はしないほうがいいです。

ダイエットで大切なことは、次の二つです。

①自然に食欲を減らす方法を考える。
②食欲がわきやすい食べ物や生活を減らす。

食欲が暴走しやすくなるものをカットし、食欲を抑えてくれるものを増やす、ただこれだけです。

食欲が増える原因の一つに脂質があります。ある実験によると、炭水化物をとった場合と油ものを食べた場合、どちらも太ることは変わりませんが、油ものを食べたほうが990キロカロリーぶんも食欲が増えたそうです。

つまり、**油ものを食べると、よけいに食べたくなる**のです。実際に、油ものがあるとご飯がやたらと進んだり、ラーメンでも脂っこいほうがついつい替え玉を追加したりしがちになりますね。

炭水化物よりも脂質をカットしたほうが効率よくやせるという研究もあります。脂質は食欲を暴走させてしまうのです。つまり、食欲を抑えるためには、脂質を減らす必要があります。

テレビを見ながら食べてるアレが最強に太る食べ物

シンガポール国立大学の研究により、もっとも肥満の原因になる食べ物がわかっています。イギリスに住む7～13歳の子供4646人の体重や身長、活動量、毎日の食事などを分析し、子供たちが肥満になるいちばんの原因を調べた研究です。

マーガリンやバター、揚げ物、油でソテーしたもの、ポテトチップス、フライドポテト、加工肉、砂糖入りの清涼飲料水など、肥満の原因といわれている食べ物を調べたところ、**もっとも太る食べ物はポテトチップス**だということがわかったのです。

ポテトチップスは油脂の量がかなり多い食べ物です。100グラムあたり、およそ400キロカロリーにもなります。**さらに、食べてもあまりお腹がふくらまないため、満足度が少なく、たくさん食べてしまう**のです。

ポテトチップスがもっとも太る食べ物となった原因は、次の三つです。

①少し食べるだけでも高カロリーになる。
②お腹がふくらまないため、どんどん食べすすんでしまう。
③油脂分が多く、食欲を暴走させる。

なお、**2位はフライドポテト、3位はソーセージやベーコンといった加工肉**でした。

別の研究で、成人のアメリカ人を対象に行なわれた実験でも、太る原因となる食べ物は、ポテトチップス、フライドポテト、加工肉だったという結果が出ているそうです。

ちなみに、**やせる最強の食べ物は食物繊維**です。

脳に働きかけて、食欲をダイレクトに抑える効果があることがわかっています。食物繊維を食べるとやせるということは、さまざまな実験で結果が出ているのでまちがいありません。

まだマウス実験の段階ですが、食物繊維は直接、脳に働きかけて食欲を抑えているのではないかという研究も進んでいます。

食物繊維は腸内細菌のエサになり、大腸で食物繊維が消化されると、短鎖脂肪酸の酢酸というものが出ます。この酢酸が脳に働きかけて食欲を抑えているのではないかといわれているのです。

私がリサーチを依頼している鈴木祐さんが著した『最高の体調』（クロスメディア・パブリッシング）によると、食物繊維を1日10グラム食べるごとに、死亡率が11％も下がるという研究があります。

鈴木さんは本のなかでも、ブルーベリーやココアパウダーをすすめており、ブルーベリーの場合は1日100グラムから、ココアパウダーの場合は大さじ3～4杯から始めるのがいいとのことです。

ダイエットを失敗させる日常生活に隠れた3つのワナ

せっかくダイエットを始めても、身のまわりにはいろいろな誘惑が待ちかまえているため、挫折する人が後を絶ちません。ダイエットを阻《はば》む意外な落とし穴と、そこに落ちないポイントをあげておきましょう。

①お菓子のCMを見ない

実験では、とくにスナック菓子のCMを見た人たちのほとんどが、冷蔵庫を開けて食べ物を取り出す、つまり、冷蔵庫を開ける確率が高くなることがわかっています。ですから、ダイエット中はなるべくCMを見ないようにしましょう。スナック菓子のCMなど、食べ物に関する情報をシャットアウトすることで、つまみ食いする確率を減らすことができます。

②ニュースを見ない

こちらも意外だと思いますが、いろいろなトピックが流れてくるようなニュース番組やニュースサイトは見ないほうがいいでしょう。

これは「恐怖管理理論」と関係しています。**人間は怖いものや自分を脅かすような情報を仕入れると、そこから逃げようとするため、甘いものを食べたり、つまみ食いしたりしやすくなる**ことがわかっています。

怖いから、そこから逃げるための逃避行動として、物を食べるという行為に走るのです。ですから、ダイエット中はニュースもなるべく見ないほうがいいのです。自分が仕事をするのに必要なニュースは、調べればピンポイントで手に入ります。そうではない、雑多なニュースが流れてくるような番組やサイトは避けましょう。

③感情を抑えない

ダイエット中は、感情を抑えないことがとても重要です。なるべく感情を抑えず、外に出すようにしましょう。もし、どうしても抑えなくてはいけない場面があるのであれば、吐き出せるような相手に聞いてもらうとか、ノートなどに愚痴や不平不満を書くようにしましょう。

このような相手やノートをつくっておくことが、ダイエットには非常に大事です。

心理学の実験で証明されていますが、感情を抑えた人と抑えなかった人をくらべると、**感情を抑えた人のほうが、そうでない人にくらべて、1・5倍の量を食べる**ことがわかっています。感情を抑えると、かなりの量を食べることになってしまうのです。

ここに紹介した三つのポイントを守ることで、ダイエットがいまよりずっと効果が高まり、うまくいくようになると思います。

❖休日の暴飲暴食をストップ！ 97％の確率で食欲を抑える方法

ダイエット中だからスナック菓子を食べないとか、健康的なものを食べるという場合、意志力が重要になります。**日常的にポテトチップスやチョコレートを食べている人は、基本的には意志力が崩壊している**のだと思います。

このような人たちはどうすれば意志力を高めることができるのか、食欲を抑えることができるのかについて、オーストリアのインスブルック大学で研究が行なわれました。

この研究によると、「あること」をするだけで、食欲をかなりのレベルで抑えることができると報告されています。そして、女性の場合は平均で97％、男性の場合は平均で67％の確率で食欲を抑える効果が確認されたのです。

その「あること」とは、**15分間、早歩きをすること**です。この早歩きを行なうだけで、食欲をかなり抑え、間食を減らすことができたのです。

実際の研究は、日常的にスナック菓子などを食べていて、食べすぎに悩んでいる肥満ぎみの男女47人を集めて実験が行なわれました。まず、参加者に3日間のお菓子断ちをしてもらいます。それまではお菓子ばかり食べていたわけですから、食欲はかなり高まっていると想像できます。

そして、彼らを二つのグループに分けました。

＊15分間、早歩きをしてもらったグループ
＊何もせずに座っていてもらったグループ

その後、脳を疲弊《ひへい》させるために若干難しい心理テストを受けてもらい、自制心を発揮しづらい状態にします。つまり、食欲を極限まで高めて自制心を発揮しづらい状態にして、ジャンクフードの誘惑にさらすわけです。

その結果、早歩きをしたグループは、ジャンクフードの誘惑に勝つ確率が明らかに上がりました。3日間も好きなお菓子を食べることができず、さらに難しいテストで脳が疲弊している状態にもかかわらず、15分間の早歩きをしたグループは、前述したように、女性で97％、男性で67％もの確率で食欲を抑えることができたのです。

これは、**エクササイズをすると気分がよくなり、ストレス性の食べすぎがおさまる**ことが理由ではないかと考えられています。ですから、適度な運動を行なうだけでも食欲は抑えられるという結果になります。

みなさんも、食欲を抑えたいと思ったら、15分間、早歩きで散歩をするか、その場でスクワット

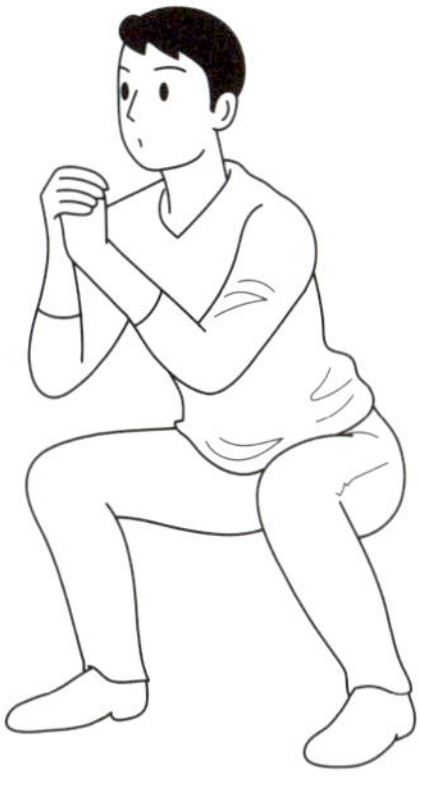

●スクワット

とかバーピージャンプをするのがいいのではないでしょうか。

　ダイエットを始めるなら、ハードな運動をいきなりしようとしたり、無理に食欲を抑えようとしたりするよりも、このように食欲を抑える技術をまず身につけて、それが習慣になってから始めると継続しやすくなります。

　まずは、食欲を感じたら体を動かすことを習慣にするのが第一歩です。

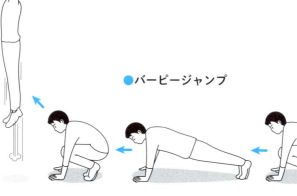

●バーピージャンプ

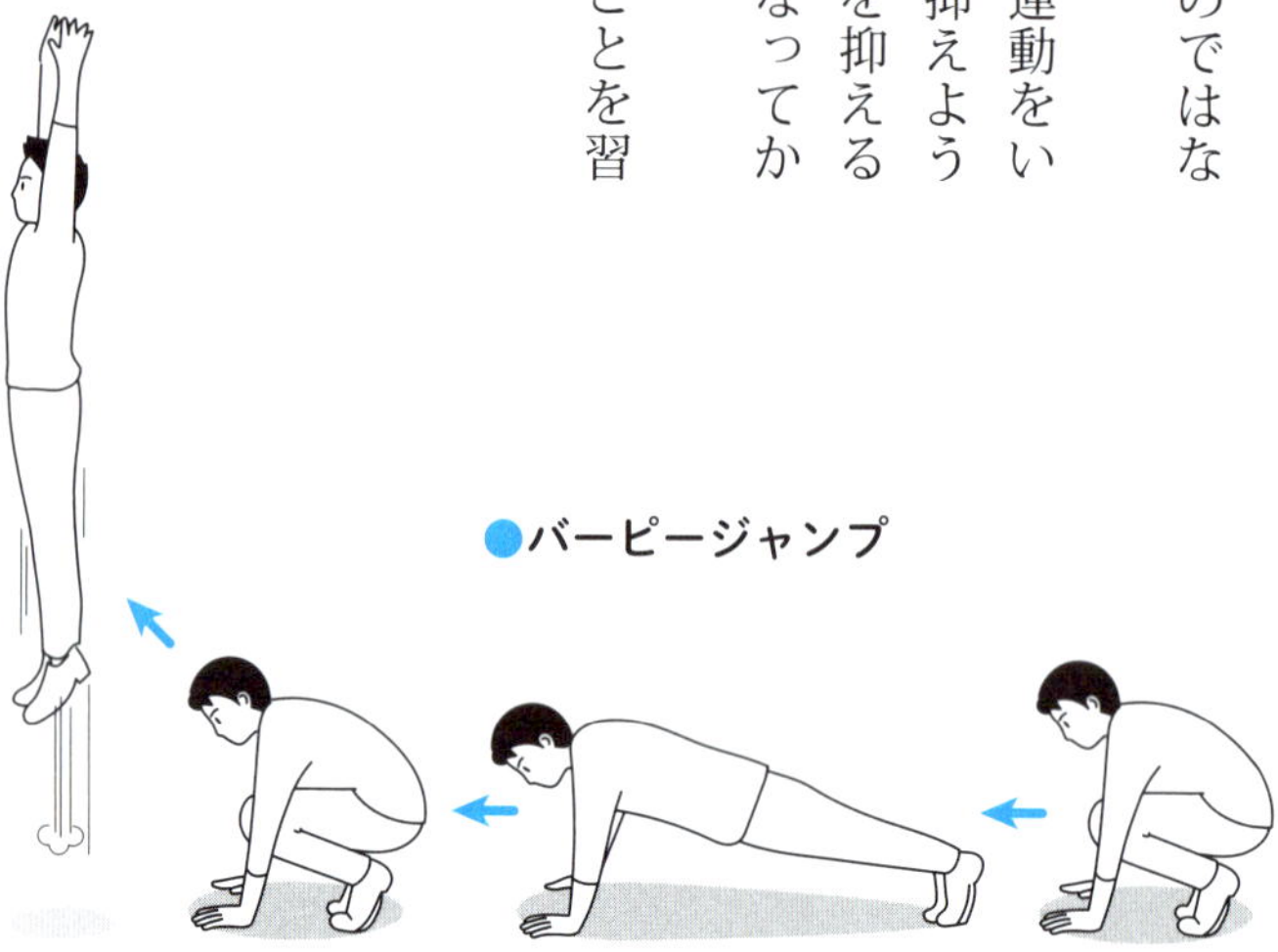

自分に甘くならない方法

たとえば、仕事中は仕事に集中する、ダイエットをしているときには甘いものを食べないなど、正しいとわかってはいるものの、なかなかできないことはたくさんあります。じつは、この理由はすでにわかっています。

人間には「モラル・ライセンシング」という性質があります。簡単にいうと、正しいことをしたあとは、少しくらい悪いことをしてもいいだろうという甘えが生まれることです。とんでもない話だと思われるかもしれませんが、これを実証した実験を紹介しておきます。

みなさんも寄付をしたことがあると思いますが、寄付をするときに、「過去にこういう寄付をしたなあ」とか、「この前は募金箱に気前よく1000円札を入れたなあ」などということを思い出すと、目の前にある募金箱に寄付をする金額がなんと60%も下がってしまうというものです。

つまり、人間は、以前に気前よく寄付したことがあると、今回は少し入れればいいだろう、と考えるようになるというのです。これが、モラル・ライセンシングです。人間は正しいことをすればするほど、その裏側では誘惑に弱くなり、悪いこととはいわないまでも、少しだけ自分に甘くなることがわかっているのです。

では、自分に甘くならないためには、どうすればいいでしょうか。その方法は簡単です。「なぜ、この仕事をしたいの?」「なぜ、ダイエットをしたいの?」と聞かれたときに、「こうするのが正しいから」「これがベストな選択だから」というように答えるのではなく、**「自分はこれが好きだから」と、好きだからやるんだということを口癖にする**のです。そうすると、自分に対して甘くできなくなるからです。

じつは、おもしろいことに、人間というのは「正しいから、やりたい」と思うわけではなく、「自分が好きだから、やりたい」と思う性質があるのです。そのため、正しいからやりたいと考えると、少し自分に甘くしてもいいかなという感情が生まれてしまうようです。

ですから、ダイエットをしているときなどに、「がんばってカロリーを抑えた食事を自炊したんだから、これくらい食べてもいいでしょう」とばかりに、甘いものに手を伸ばしたり、ジャンクフードを食べたりしないように気をつけましょう。

❖3分で食欲が24%減少するゲーム

みなさんは、ゲームはお好きですか。ゲームは意味がないとか、時間の無駄だといわれがちですが、元ゲーマーとして言わせていただければ、ゲームにもいいところがたくさんあるのです。

たとえば、「ファイナルファンタジー」のようにストーリーがしっかりしているゲームの場合、良質な物語にふれることで感情を感じ取る能力が高まり、共感力、コミュニケーション能力が向上します。また、3Dのゲームでパズルを解くのは脳にとてもいい刺激になるので、アルツハイマーの治療にも実験的に使われています。

つまり、ゲームがすべて悪いとはいいきれないのです。実際、3分間プレーするだけでダイエットに効くという論文も出ているくらいです。そのゲームとは「テトリス」です。みなさんも名前は耳にしたことがあると思います。

イギリスのプリマス大学の研究で、参加者に「テトリス」を3分間行なってもらいました。そして、プレーする前後の食欲を測定し、その変化を調べたところ、「テトリス」を

3分間やるだけで食欲が24％も減少したのです。これなら、ダイエット中の人で間食を我慢できない人には使えるのではないでしょうか。

なぜ、このような効果があるのか、そのメカニズムを説明しましょう。

もともと、食欲というのは、ずっと食べたいという状態が続くわけではありません。よく「波を越える」などと表現しますが、しばらく我慢すると、食欲を感じなくなります。どうしても食べられないときなど、最初はきついですが、しばらく我慢していると空腹を感じなくなったという経験を、みなさんもされたことがあるでしょう。

かくいう私も、1日16時間、何も食べないプチ断食（第5章参照）をずっと行なっていると、空腹があまり気にならなくなります。お腹は空きますが、しばらくすると忘れてしまっているようなことがよくあるのです。

人間の欲求や感情の波（これは食欲だけでなく、怒りなどの感情も含みます）というのは、短時間、気をそらすことができれば、消えてなくなることがわかっています。

というのも、そもそも**人間の脳が一度に処理できることは、それほど多くない**からです。食欲に注意が向いているときは、食べることばかりを考えてしまうのです。

ところが、このときに強烈な魅力をもつゲームや、「テトリス」のように集中力を使わなければならないゲームを行なうと、脳の注意が食欲からゲームのほうへ、一瞬で移っていきます。そして、**3分ほど注意をそらすことができれば食欲はおさまる**ことが、脳の構造としていえるのです。

でも、しばらく我慢しても、お腹が空いたのがおさまらないという人も多いと思います。これはなぜかというと、注意がちゃんとそらされていないからです。お腹が空いていることに注意を向けないようにしようと思いながらも、実際はそのほうに注意が向いているわけです。

考えないようにしようとすればするほど、お腹が空いていることに意識が向いてしまうときは、「テトリス」のようなゲームを3分くらいやってみると効果はてきめんです。ちなみに、熱中できるゲームなら、「テトリス」以外でもかまいません。自分が集中して取り組めるものだったら何でもいいのです。

❖SNSで暴飲暴食をとめる方法

そういう意味でいうと、本を読むのが好きなら本を読んでもいいし、お笑いが好きな人はお笑いの動画を3分間くらい見るというのでもいいでしょう。激しい運動をするのも、全神経を集中させることができるのでおすすめです。要は、注意をそらす対象をつくればいいのです。

ですから、強烈な食欲の波がきたときには、一定時間注意をそらせるものをツールとしてもっておくことをおすすめします。

私の場合、欲求を抑えられなくなったときは、石を積んだりします。石を積む作業というのは、集中していないとくずれてしまうので、注意をそらすにはとてもいいと思っています。

大事なポイントは、「すぐにできること」だということです。腕立てふせをするなど、いろいろな方法がありますが、お腹が空いてきたので注

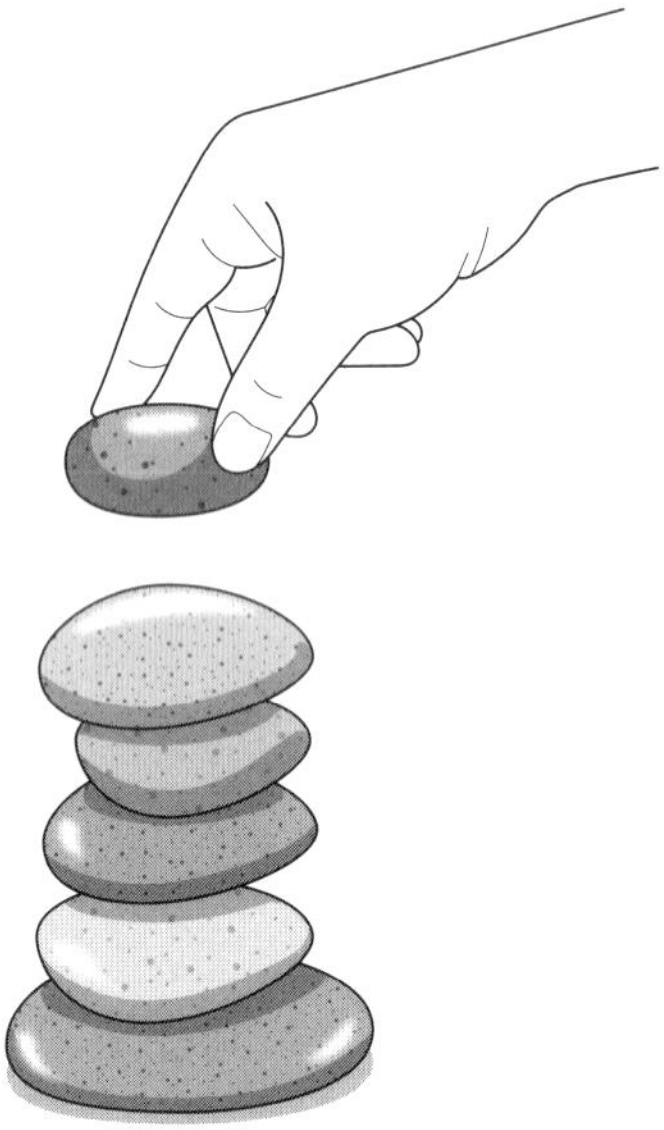

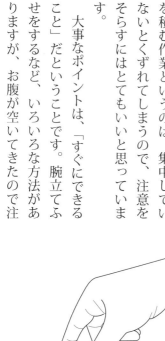

意をそらすために筋トレをするとなってから、道具を用意し、ウエアを探して、シューズを出して……とやっていると、そのあいだに誘惑に負けてしまう可能性があります。

誘惑を感じた瞬間に、その場でできることを準備しておきたいものです。そこで、食欲を抑えるための五つのポイントをあげておきましょう。

①「テトリス」のようなゲームアプリをスマホに入れておく。
②自分が好きなことのなかで、3分くらいで終わるものを用意しておく。
③どこでもできるものにする。
④面倒くさくならないように時間がかからないものにする。
⑤食事のことを考えない程度には集中力を使うものにする。

「テトリス」は食欲以外にも使えます。たとえば、たばこを我慢するときや、アルコールを我慢するときなど、人間が抗《あらが》うことが難しい欲求に対しても効果があるそうです。食欲以外の欲望にかられたときにも、ぜひお試しください。

食欲を抑える方法をもう少し紹介しておきましょう。夜、なんとなくだらだらしながら友人や有名人のインスタグラムを見ているときに活用できるテクニックです。

SNSで空腹を抑えるテクニックとは、**お腹が空いたときに、インスタグラムで自分が食べたいものの写真を数百枚見る**というものです。

これは「感覚退屈」といわれる現象を利用しています。感覚退屈とは、**同じ刺激を脳にたくさん与えると、脳が満足し、やる気をなくす**というものです。つまり、欲求を減らすことになります。

夕食後、どうしても食欲が抑えられないときには、インスタグラムでひたすら食べたいものを検索して、脳を満足させましょう。

ダイエットを長続きさせる風呂あがりのひと言

みなさんのダイエットが持続しやすくなる、メンタリズム的なダイエットについて紹介したいと思います。それは、**「ポジティブワード」で暗示する**というものです。

ふだんの生活では、暗示ということを意識している方は少ないと思います。でも、頭の中で何回も繰り返すような言葉や単語は、「自分はできる」というようなポジティブなものにするほうがいい結果を生みます。

これをダイエットに置き換えると、「食べると太る」という暗示ではなく、**「食べなければやせられる」という暗示をかけるほうが、ダイエットを長続きさせる可能性が高くなる**のです。

「食べなければやせることができて、スリムな体になれる」

「食べなければやせられて、好きな服を着ることができる」

といった具合です。

「食べたら太るから食べちゃいけない」と考えるのは、「食べると太る」という暗示になります。

それではよくないので、「食べなければやせられる」という暗示をかけるようにしてください。

このようなポジティブな暗示を、風呂あがりの習慣にして、鏡の前で唱えるようにしてみてはいかがでしょうか。

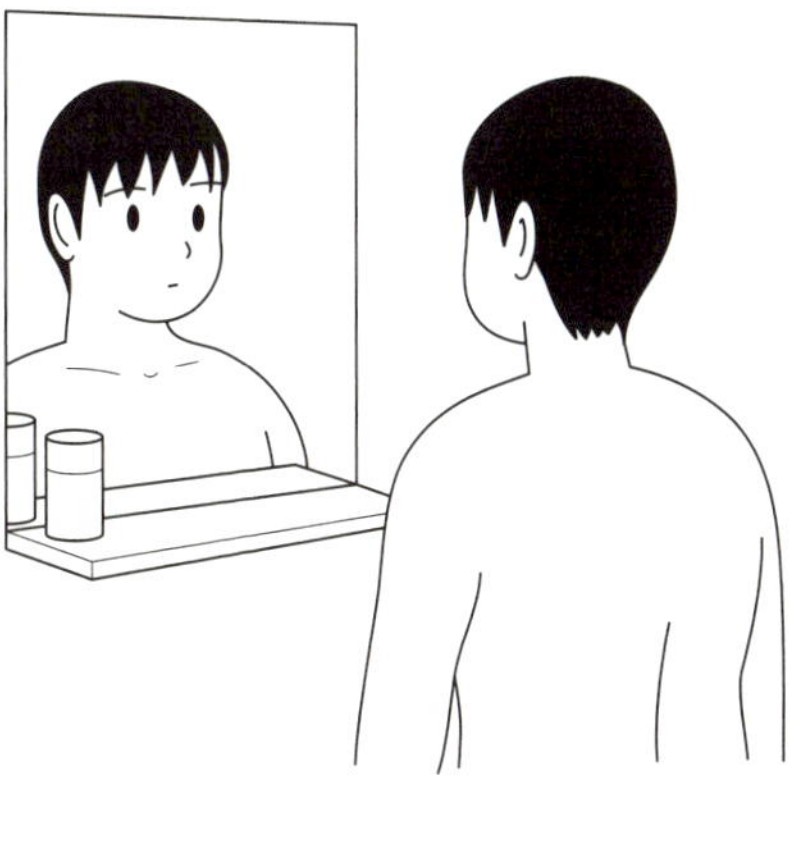

❖スマホを1日1・5時間以上使うと太る

いまやスマホのない生活は考えられないくらいですが、ここではスマホの害とその対策について知っておいていただきたいと思います。

アメリカのハーバード大学の研究で、子供がスマホを1日に1・5時間以上使うと肥満リスクが2倍になることが明らかになっています。1時間半もずっと続けてスマホを使う人はあまりいないと思いますが、「iPhone」の場合、スクリーンタイムを確認すると、ほとんどの人が1日に1・5時間以上使っているそうです。

この研究は、次のように行なわれました

＊9〜12歳の子供たち2万4800人の統計データを使用
＊全員のスマホやタブレット、パソコン、ゲーム機の使用状況を調べたうえで、一人ひとりの食事などのライフスタイルを検証する

その結果、スマホやタブレットなどを1日5時間以上使っている子供について、次のことがわかりました。

＊1日5時間以上使っていない子供にくらべて、砂糖入りのジュースを3倍飲む
＊週の運動時間が60分以下になり、睡眠時間も減少する
＊野菜や果物を食べなくなるが、お菓子を食べる量は増える

これは子供を対象にした実験ですが、大人にも同じことがいえるのではないかと思います。**昔から、テレビを見すぎている子供は肥満になりやすいという研究がありましたが、それに近い話**だといえます。

また、午後にパソコンやスマホを使う頻度が高くなればなるほど、体重が増える傾向にあることもわかっています。これは、単純に統計で結果が出ているだけなので、原因は厳密にはわかりません。

ただ、パソコンやスマホから出ているブルーライトが睡眠ホルモンを阻害《そがい》し、脳に異常をもたらして食欲がおかしくなると考えることができます。そこで、睡眠の質に与える悪

影響を軽減する、夜のスマホの使い方を紹介しておこうと思います。

それは、スマホの画面を顔から離すことです。**スマホを持っている手を伸ばし、自分の顔とスマホ画面を最低でも36センチメートル離すことで、ブルーライトの影響を抑えることができる**という調査結果が発表されています。この方法は、スマホだけでなくパソコンでも有効です。

1日1・5時間というと、ほとんどの人がこれくらいはスマホを使っているのではないでしょうか。5時間を上まわると、子供に明らかな害が出るくらい危険なので、スマホの使用時間には注意しましょう。

❖「○○のかわりにこれを食べる！」を探す

ファストフードやスナック菓子をいつも食べている人がいますが、これを続けているとネガティブな影響を受けることがわかっています。

しかも、ファストフードをイメージしたり、ファストフードのお店の前を通ったりするだけで、人は時間がないと焦り、それがストレスになって暴飲暴食につながることもわかっています。そして、加工食品やファストフードを食べると、食欲を押し上げる作用が働きます。ですから、食べるものを選ぶことはとても大切です。

でも、食べるものを選んで、これは食べないとか、これしか食べないと決めつけると、まちがいなくダイエットは続きません。そうではなく、体に悪いものを避けるのは当然ですが、それにかわるおいしいものを探すようにしてください（それで私は低温調理に興味をもったりしました）。

つまり、「何を食べてはいけないか」より、**「かわりに何を食べるべきか」を知っているほうがはるかに大事**なのです。

カナダのラヴァル大学の研究では、「何を食べてはいけないか」ということに注目したグループのダイエットの成功率は5％を切りました。95％も失敗してリバウンドの効果しかなかったのです。

ですから、「何を食べればいいのか？」に注目して、「〇〇のかわりにこれを食べる！」というようにしてください。

たとえば、ポテトチップスのかわりにブルーベリーを食べる、ポテトチップスのかわりにナッツを食べる……ということに注目すると、ダイエットも成功するし、リバウンドも減ります。

この研究では、そういう方法を試みた被験者の66％はダイエットに成功し、1年以上の追跡調査をしてもリバウンドはほとんどなかったという結果が出ています。その方々はダイエットの過程で習慣化ができたのです。

ちなみに、ダイエット中に外にお昼を食べにいくときは、どんなお店を選べば食べる量を減らせるのかを紹介しておきましょう。

ダイエット中は、なるべく外食は控えたほうがいいのですが、同僚に誘われたり、クライアントと出かけたりするなど、どうしても行かなくてはならないときや、気分転換に行きたくなるときもあると思います。

そんなとき、どういうお店を選べば、食べる量を減らすことができるでしょうか。

現代人は、メニューの種類が多ければ多いほど、食べる量が多くなることがわかっています。ですから、やむをえず外食をする場合は、**メニューの種類の少ないお店を選ぶこと**をおすすめします。

これはお昼を買ってきたり、家で食べたりするときも同じです。**品数を減らすことで、食べる量を自然と少なくする**ことができるので、ぜひ試してみてください。

ダイエットを始めるのに最適な年齢があった！

ダイエットを始めるのに最適な年齢があることが、ある統計で明らかになりました。これはサプリメントの会社が調べた統計ですが、女性は32歳、男性は31歳のときがもっとも効果的にダイエットができるといわれています。

20代のときは、たとえば、上司とのつきあいや慣れない仕事の環境でストレスを感じたりとか、あるいは飲みにいったり遊びにいったり、そんな時間が多く占めます。自分のライフスタイルをコントロールするのが非常に難しくなり、ダイエットを持続させることが難しくなると考えられます。

そのため、仕事などに慣れてきて、自分で自分のライフスタイルをコントロールできるようになってきた30代前半が、ダイエットにもっとも最適な年代といわれているのです。

では、なぜ、30代後半や40代でなく、30代前半が最適なのでしょうか。

ここがおそろしいポイントですが、**人間は30代後半や40代になると、自分の見た目の変化に動じなくなるから**です。年齢を重ねるにしたがって、見た目は変化するわけですが、それにいちいち動じていては強いストレスになってしまいます。

そのため、**人間の脳は、その変化に慣れるように心を変えていく**わけです。ですから、30代前半のうちに体をしぼっておかないと、30代後半や40代になってからでは、「もっとスリムになりたい」とか「ちょっと太ってきたからしぼろう」といった欲が出にくくなってしまうのです。

運動ナシ！ 食後15分のあることで体重が確実に10％減

「運動はしたくないけれど、やせる方法はありますか？」という質問をよく受けます。

結論からいうと、**運動にはメンタルが強くなり、人間関係がスムーズになり、自信がわいてくる**という、さまざまなメリットがあります。また、アンチエイジングの効果も期待できるので、できるだけ運動をしたほうがいいと思います。

ただ、それでも運動をしたくないとか、体が重いので少しやせてから運動したいという人もいると思います。

そこで、運動をしなくても1日に15分間行なうだけで体重が確実に10％減るという、驚くべき方法を紹介しましょう。しかも、複数の研究結果を統合して分析する、より信頼できるとされる「メタ分析」でも、その効果が確認されている方法です（この方法が確認されたのは、2009年のメタ分析です）。

その方法とは、「**体重の変化と食べたものを毎日記録する**」というものです。これは、**運動しないでやせるとされているテクニックのなかで唯一、本当に効果がある**といってもいいものです。

ただ、確実にやせるとわかっていても、細かく書き出すのはとても面倒なものです。そこで、この記録はどの程度細かく書き出せばよいのか、1日にどれくらいの時間を使って記録すれば体重の減少効果があるのかについて、アメリカのバーモント大学などで行なわれた研究を紹介しましょう。

この実験では、太りぎみの男女140人の参加者に、次のようなことをやってもらいました。

＊全員にオンラインの記録サービスを提供する
＊体重の増減と食べたものを、提供したオンラインサービスに、6カ月間、記録してもらう

＊オンラインの記録サービスで、ユーザーが記録するのにどれくらい時間がかかったのかについても計測する

記録するのにどれくらいの時間を費やしているかを調べ、それが予想よりも短ければ、面倒さが減り、取り組む気になるのではないかと考えたわけです。

結果は、次のようになりました。

＊もっともダイエットに成功したグループは、半年後に体重が10％減っていた
＊もっともダイエットに成功したグループが記録に使っていた時間は、1日にわずか15分だった
＊記録するのにかかった時間が長い人よりも、記録回数の多い人のほうがダイエットに成功していた
＊もっともダイエットの効果が高くなる記録の頻度は、1日におよそ2・7回だった

つまり、とくにカロリー制限や激しい運動をしなくても、1日にたった15分間記録する

だけで、半年で10％も体重が減ったということです。

ただ、この15分のあいだ、ただダラダラと記録すればいいというわけではありません。**まとめて記録するよりも、1回5分の記録を3回、1回3分の記録を5回というように、回数が多いほうが、ダイエットの効果がより高くなる**ことがわかっています。

❖食事日記にLINEやツイッターを利用

体重の変化と食べたものについては、LINEでもツイッターでもブログでもいいので、食事日記として記録すれば簡単です。食事のたびに、自分が食べたものを記録するだけです。このとき、できれば写真ものせるようにすると、より効果が高くなります。

ダイエットをしている人を対象に行なわれたある実験では、食事日記をつけた人と、つけない人をくらべたところ、減量できる量に2倍近くも差があったことが明らかになっています。食事日記をつけるだけで倍もやせられるのです。

日記をつけることによって、自分がどのくらい食べているのか、どれくらいダイエットをがんばっているのかということを自己認識することができます。これにより自制心が働き、運動を続けることや余計な食事を我慢することが苦でなくなるという効果があるのです。

記録する方法は、それほど重要ではありません。大切なのは、自分が何を食べたのかをふりかえる時間であり、自分がこれから何を食べるのかをいったん冷静になって見つめなおす時間です。そして、その回数も重要です。客観的に自分を見つめる回数が多ければ多いほど、ダイエットに成功するということです。

自分が何をどれくらい食べたかわからない状態よりも、自分がいままで何をどれくらい食べていて、これから何を食べるのかということがはっきりわかっているほうが、より満腹感が得られるというわけです。

そして、我慢しようとしなくても、自然と自制心が働く「セルフモニタリング」(自分の行動や考え、感情など自分で観察し、記録すること)の効果が期待できます。そうなると、自然と食べる量が抑えられ、健康的なものを選ぶようになるのだと思います。

❖「肥満のもとはインスリン抵抗性」のウソ

私は、糖質制限ダイエットについては、おかしな話だと思っています。糖尿病の治療ならわかりますが、健康な人がダイエット目的で糖質制限をすることには賛成できません。

たしかに、体重は減ります。ただ、糖質制限をした効果でやせたのではないことと、糖質制限以外にもやせる方法はあるということを、最初にお伝えしたいと思います。

糖質制限ダイエットに関しては、「糖質って、どれくらいとればいいの？」「それともカットすればいいの？」という論点があります。でも、そもそも、私たちが糖質制限をしてやせるのはなぜかというと、単純に総摂取カロリーが減っているからなのです。

糖質制限ダイエットの理論では、インスリンの抵抗性を問題にする人がいます。たんに「糖質を食べないからやせる」というのではなく、「インスリンの抵抗性が改善されるからやせる」というわけです。でも、どうやらこれはまちがいだという結果が、じつはもう出ています。

2014年に出た研究ですが、糖質制限食とバランス食、どちらのほうがやせるのかをくらべた有名な実験があります。

研究では、糖質を制限して脂質とタンパク質を増やしたグループと、糖質をちょっと減らす一方、脂質とタンパク質をちょっとずつバランスよく減らしたグループのどちらがやせたかを調べる実験が行なわれました。

結論をいうと、やせるということに関しては、何も変わりませんでした。

この研究は、いわゆる系統的レビューという手法を使っています。過去に行なわれたさまざまな実験データや論文を調べる、つまり、論文をまとめた論文といえるものです。ですから、個々の研究過程とか、体験談とはぜんぜん違います。

よく、「私はこれでやせたんです！」という個人の体験はたくさんありますが、そういうものを科学者は相手にしません。なぜかというと、「自分はこれでうまくいった」というのは、サンプル数がわずか1だからです。

実際、この系統的レビューを参照してみると、糖質制限ダイエットというのは「肥満のもとはインスリンだから、インスリンの抵抗性を変えればいいのでは？」というアイデアをもとにしています。

この実験では非常におもしろい調査を行なっています。糖質制限をして1日1500キロカロリーで生活したグループと、糖質あり（脂質やタンパク質を制限）で1日1500キロカロリーで生活したグループはどう違うのかについて調べたのです。

もし、糖質制限でやせるというのなら、糖質カットで1500キロカロリーのほうがやせないとおかしなことになります。仮説上の太る原因を、全部カットしているわけですから。

しかし、2年間にわたって、肥満の成人を調査した結果、糖質制限をして1500キロカロリーを食べたグループも、糖質制限ダイエットと同じカロリーのバランス食を食べたグループも、体重を減らす効果や、心疾患などの病気のリスクに関して、ほとんど何の変化も見られませんでした。つまり、糖質の量と体脂肪の量には相関性がなかったのです。

結局、糖質制限をしてやせる理由は何かというと、たとえば、いままでは締めにご飯やラーメンを食べていたのがなくなって、総摂取カロリーが減ったからです。

糖質制限ダイエット界隈では、ご飯を減らして肉はいくらでも食べていいと主張する人もいますが、これはまちがっています。**肉、つまり、タンパク質でも同じカロリーをとったら、同じように太る**のです。

こうしたことから、糖質制限ダイエットには意味がないことがわかります。

スーパー糖質制限をしても体重の減り方は同じ

糖質制限について、「中途半端に糖質制限をするからいけない。完全にカットすればいいんだ」と主張する人がいます。ボディビルダーは体をバキバキにするために、大会の何週間も前から完全に糖質をカットしているのだから、同じようにするのだというわけです。

でも、はっきり言います、ボディビルダーの体はスーパー糖質制限で脱水症状が起こっているだけなので、意味がありません。もちろん、ボディビルダーの大会に出る人は脱水症状を起こしてもいいのかもしれませんが、一般人がやってもいいことはないので、やめたほうがいいと思います。

そのあたりをきちんと調べた実験もあります。実際に1500キロカロリーのなかで糖質が4％だった場合と、40％だった場合とを比較したのです。結果は、体重の減り方は同じでした。

さらに、4週間にわたってスーパー糖質制限をして、いっさい糖質をとらなかった場合と、糖質が72％、つまり、ほとんど全部糖質をとったグループをくらべました。このとき、後者は1500キロカロリー（総カロリー）の糖質ドリンクという、ほぼ砂糖の塊のようなものを飲んでいたそうです。

そして、くらべてみると、糖質を大量にとっているために、インスリンの分泌量が大きく変わったわけですが、スーパー糖質制限をしてインスリンの分泌量が変わっていなかったグループも、体重の減り方は同じだったのです。

つまり、どれだけ糖質をカットしようが、体重の減り方とは関係がなかったのです。糖質制限で体重が減ったという人もなかにはいると思います。そうした実験がたくさん行なわれていて、根拠を出している医師もいますが、彼らは総カロリーをぜんぜん意識していません。

結局、糖質制限をして体重が減るのは、総摂取カロリーが減っているからなのです。糖質ありで2000キロカロリーとった場合と、糖質なしで1500キロカロリーとった場合とをくらべたら、それは後者がやせるのは当然です。

糖質制限をするとお腹が空くので、そのぶんタンパク質をとる量が増えて、その結果、人間の体にダメージを与えるような食事やお菓子が減ったり、ホルモンバランスがリセットされたりするようです。

タンパク質をたくさんとると食欲が抑制されるので、それでやせるという可能性はあるかもしれませんが、基本的にはわざわざしんどい思いをして、糖質制限をする必要はないのではないかというのが、現代科学の結論です。

❖糖質制限は寿命を縮める

そもそも糖質制限の理屈がおかしいのです。「糖質をとったら自分は終わりだ」とか「糖質だけ抜いていればいいんだ」というのは、大きなまちがいです。

「ランセット」という有名な医学誌で、どれくらいの糖質がベストなのかというのを調べた研究が出ています。私は、サンプル数1の、自分の体験談だけを根拠に「これが真実だ！」と主張する人たちに対して声を大にして言いたいのですが、「ランセット」は1万5428人の食生活を25年間にわたって追いかけているのです。

1万5428人の25年ぶんよりも、たかだか数年の研究のほうが優っているという筋トレ中の人たちや、わずかサンプル数1の体験を信じたい人たちは、勝手にすればいいと思います。

「ランセット」の研究では、対象者を「低糖質」「ほどほど」「高糖質」に分けています。

＊低糖質………総カロリーの40％以下
＊ほどほど……総カロリーの50～55％くらいですから、半分が糖質
＊高糖質………総カロリーの70％以上が糖質

こういう分類で死亡率をくらべると、糖質が全摂取カロリーの50％前後あたりがもっとも死亡率が低かったとのことです。

そして、**歳をとればとるほど、総摂取カロリーに対する糖質の量が減れば減るほど、寿命が縮まる**こともわかりました。

たとえば、50歳の人が50％くらいの糖質をとりつづけると、低糖質の人にくらべて寿命が4年も長くなることが見えてきたのです。ということは、50歳の人が生きられる寿命を計算してみると、低糖質の人はだいたい29年、ほどほどの人は33年です。つまり、平均で4年もの差が出るわけです。

ちなみに、高糖質の人はさぞかし寿命が短いのかと思ったら、計算すると32年でした。

ほどほどのグループと1年しか違わないのです。

つまり、糖質制限をやっている人たちは寿命が縮まるのではないかという話です。ダイエットを謳うトレーニングジムなどに行くと、やせようとがんばっている40～50歳の人たちを見かけますが、健康上の問題が大きいのではないかと思います。

みなさんがボディビルダーになって、バキバキの肉体にしようと思っているのであれば糖質制限に意味はあるかもしれませんが、普通にやせたいとか、腹筋を軽く割りたいというレベルなら、糖質の量はそんなに気にする必要はないといえます。

糖質制限ダイエットのさらなる危険性

糖質制限ダイエットをやっている人は、野菜や果物、穀物の摂取量が減るわけですが、これはけっこう危険なダイエットといえます。というのも、あるコホート研究（ある特性をもつ集団を追跡調査し、その特性と疾患の関連を明らかにする研究）を見ると、動物性タンパク質が増えています。

これはどういうことかというと、お腹が空いても、穀物も果物も根菜も食べられないので、肉などの動物性タンパク質をとるしかないわけです。でも、**動物性タンパク質の摂取量が増えすぎるのは、老化の原因になる**ことがわかっています。

もっとも、ベジタリアンやビーガンのように野菜しか食べないのもよくありません。いずれも死亡率を高める要素となりえます。

果物を食べないのも同じです。**日常的に果物を食べないと、やる気が落ちる**という研究もあります。前にお話ししたように、私の場合は昼にブルーベリー100グラムと、寝る1時間前にキウイを2個食べるのを習慣にしていますが、非常に調子がいいです。

和食はどんどん食べてかまいません。糖質制限が本当に体にいいのであれば、日本人がこんなにやせるのはおかしいですね。なぜなら、米を主食とする和食で糖質をたくさん食べているわけですから。

いずれにしても、糖質にしか目を向けていないのがおかしいといえます。糖質制限とバランス食では、いわゆる「生理活性物質」の量が違います。たとえば、分岐鎖アミノ酸や脂肪酸、食物繊維などです。

糖質制限をすると、「イモは食べるな」と言われます。しかし、イモに入っている食物繊維は、人間は吸収できませんが、**腸内細菌のエサになってホルモンを生成し、それが脳**

にまわっていきます。

「糖質をとってはいけないから」という理由でイモ類を食べないと、ホルモンバランスがくずれるので、女性はやめておいたほうがいいといえます。このようなダイエット法を、糖尿病でもない一般人にまですすめているのはよくないと思います。

また、**ファイトケミカル、ヘム鉄、ビタミンやミネラルといった物質は、糖質と一緒にとらないと吸収されにくい性質**があります。このあたりも無視することができません。糖質とともに含まれている栄養もけっこうあるのです。

もちろん、1〜2カ月くらい、ボディビルダーの人が本番直前にがっつりと糖質制限をするのは、趣味の問題ですから、べつにかまわないと思います。ですが、長期的な糖質制限は体に炎症を起こし、老化を促進し、体内に酸化ストレスをもたらします。これはけっこう危険だろうと思います。

さらに、炎症が進む条件というものがあります。それは、植物性タンパク質より動物性タンパク質のほうが明らかに多い場合です。

さあ、いよいよ見えてきました。糖質制限派の人たちは、糖質をカットして、イモは食べない、果物も食べない、米も食べない……植物性のバランス食がないから栄養が偏っていて、お腹が空くから動物性のタンパク質をとりまくるわけです。そして、引き起こされた炎症は、動物性タンパク質が多い場合に起こりやすいとなれば、もう棺桶にまっしぐらです。

❖精製された食品には手を出すな

アジア圏の糖質の食事は、けっこう問題があります。お米の外側の米ぬかの部分を全部取って、いわゆる精製された糖質ばかりが増える可能性が高いからです。これが代謝にマイナスの影響をおよぼし、やせにくい体になったりします。ですから、バランス食がすごく大事です。また、これにはリバウンド防止という意味もあります。

では、何を食べればいいのでしょうか。**基本的にはあまり加工していない食品で、糖質、脂質、タンパク質のバランスがとれた食事がいいといわれています。**

そして、糖質、脂質、タンパク質のうち、どれか一つカットしなさいと言われたら、もっともカロリーが高いのは脂質なので、脂質をカットするのがいいでしょう。やせたいのなら、まず脂質を削るのが一番です。ただ、**脂質がないとホルモンがつくれないので、ゼ**

口にしてはダメです。

ちなみに、「炭水化物はあまり入っていません」と、低糖質を推奨するロカボレストランのようなお店でハンバーグを出しているのを見ることがありますが、ちょっと笑ってしまいます。ハンバーグはタンパク質より脂肪のほうが多いので、ロカボハンバーグというのはオッケーなのだろうかと思うのです。「放牧牛の赤身肉しか使っていません」とか「つなぎは使っていません」ならわかりますが……。

ですから、みなさんも低炭水化物ダイエットのウソにだまされないようにしてください。一瞬、やせたと思っても、炭水化物をカットしたことで体から水分が排出されすぎ、脱水症状などの大きな犠牲をともない、老化が進みます。

とくに、女性は炭水化物をカットしたダイエットをやりすぎると、肌がパサパサになり、睡眠の質も悪くなって眠れなくなります。一度、肌がパサパサになると、どんなに高い化粧水を使っても取り戻せないので気をつけてください。

❖代謝柔軟性が壊れると肥満になりやすい

「代謝柔軟性」という考え方があります。人間のエネルギー源には脂質と糖質がありますが、これを自由に切り替える能力のことです。

1950年代の沖縄の方や一部の狩猟採取民は、イモを食べる生活を送っていました。そして、炭水化物からエネルギーのほとんどをとっていたにもかかわらず、長寿で健康でした。また、お米などの穀物をつくれない地域に暮らす人たちは動物の肉ばかりをとっていたりしましたが、健康に問題はありませんでした。

この差が代謝柔軟性なのです。もちろん、タンパク質・脂質・糖質のバランスがいいに越したことはありませんが、代謝柔軟性が正しく働いていると、そのバランスがくずれたとしてもエネルギー源として切り替えることができるようになります。

人間の体は基本的に、エネルギー源を柔軟に切り替えることができます。たとえば、お寿司は脂質と糖質のバランスがとてもいい食べ物です。脂ののった魚と酢飯による完成された食品ですから、普通はお腹いっぱいになって、満足度は高くなるものです。

ところが、代謝柔軟性が壊れていると、このようなバランスのいい食事を食べても、すぐにお腹が減ります。脂質から糖質、糖質から脂質へのエネルギー源の切り替えがうまくできないので、体はエネルギーが足りていないと考えて、空腹を感じてまた食べようとするのです。

そのため、代謝柔軟性が壊れている人は肥満になりやすく、メタボになりやすいことが、さまざまな研究からわかっています。

では、この代謝柔軟性を保つためには、どうすればいいのでしょうか？

人間の体はインスリンの量に応じて代謝のスイッチを切り替えるという構造ができていますが、食べすぎや運動不足によりインスリンが効かなくなると、そのスイッチを切り替えることができなくなります。そうなると代謝柔軟性が落ちてしまうのです。

また、筋肉がとても重要で、人間の体の代謝の４割程度を使っています。しかも、糖質や脂質を筋肉の中に取り込む機能ももっています。

筋肉が増えれば増えるほど、余分な糖質や脂質が体の中に入ってきたとしても、それを筋肉が上手に処理してくれるようになるので、体はダメージを受けにくくなります。ですから、**筋肉量の多い人のほうが、基本的には代謝柔軟性は高くなる**ものなのです。

ところが、「筋肉がつくのが嫌だから」と筋トレもしない女性が糖質制限を始めると、代謝柔軟性が壊れてしまいます。**代謝柔軟性が壊れると、一生懸命ダイエットしているのに、なかなかやせないということが起こるのです。これが、長年ダイエットをしているの**

に、やせない人の特徴です。ですから、私は「まずは筋トレから始めたほうがいいですよ」とおすすめしています。

女性は、男性ホルモンはそんなに多くないので、そう簡単には筋肉は太くなりません。パワー系競技の女性アスリートは、むしろ筋肉を増やしたくて苦労しているくらいです。よほど激しく筋トレをするような場合を除けば、基本的には筋トレすれば細くなります。トレーニングジムで1回だけ筋トレして「太くなった！」という方もいますが、これは水分が移動して一時的に膨らんだだけです。筋トレを続けていると代謝柔軟性も上がるので、食欲のコントロールもできるようになり、ダイエットも楽に続けやすくなると思います。

そして、糖質制限を行なったときに、風邪に似た症状を覚えた場合は一度やめたほうが賢明です。それは代謝柔軟性が壊れているというサインの可能性があるからです。

糖質制限を推奨されている方のなかには「頭がぼんやりするような症状もだんだん慣れてくるから大丈夫」という人もいます。でも、そんなものに慣れる意味なんて、あるのでしょうか。

代謝柔軟性が壊れたらエネルギーをうまく扱えなくなっているわけですから、そもそも慣れてはいけないことですし、摂取カロリーが減っているからやせるだけであって、糖質制限の効果でやせるわけではありません。さらには睡眠の質まで下がってしまいますので、やはり糖質は適度にとったほうがいいかと思います。

第4章

「週末」の筋トレ集中講義

目的別にベストな運動タイミングがある

筋トレについては、たとえば、やせたい人と筋肉をつけたい人は運動するべき時間帯は同じなのか、そもそも運動に向いている時間帯といっても、それは筋肉がつくということなのか、やせるということなのか、という疑問もあるかと思います。

筋肉をつけたい！　脂肪を燃やしたい！

そういった用途別で見ると、運動をするのにいい時間帯は変わってきます。

簡単にまとめると、次のようになります。

＊脂肪を燃やしたり代謝を上げたりするのであれば、朝がおすすめ
＊食欲を抑えたいのであれば、夕方がおすすめ
＊もっともケガをしやすいのは朝の6時ごろ。体内時計にもよるが、早朝に激しい運動を行なうと、体を痛める可能性が高い

なぜ、時間と運動の関係が大事なのかというと、**人間の運動パフォーマンスは約26％が時間に左右される**ことがわかっているからです。

たとえば、筋トレで重いウエイトを持ち上げようとしたとき、あるいはセット数を増やそうとするときには、その運動能力の26％は時間に左右されるのです。結果の約4分の1は時間で決まるということです。

ですから、自分の目的にあった時間帯に運動することが大切です。

運動に最適なピークがくる時間帯としては、体内時計が朝型の人は、午前中の遅めの時間帯です。朝型の人は早起きが多いと思いますが、朝の早めの時間帯はケガをする可能性が高いので、その時間帯は避けたほうが無難です。ピークは10～11時ごろにくるので、その時間帯がおすすめです。

夜型の人は夕方にピークがくるので、夕方がおすすめです。筋トレをするなら16～17時がいいとする文献もよく見ますが、これは夜型の人を対象にしたものですから気をつけてください。朝型でも夜型でもなく、中間の人もいます。そういう方は12～15時がおすすめです。

体内時計により、より力を発揮できる時間帯や、運動のパフォーマンスを上げる時間帯

●立って仕事をしてみる

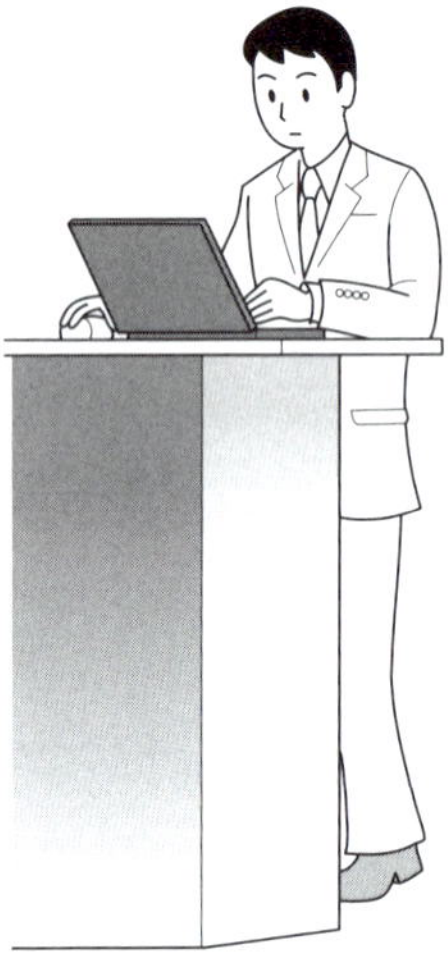

●運動におすすめの時間帯

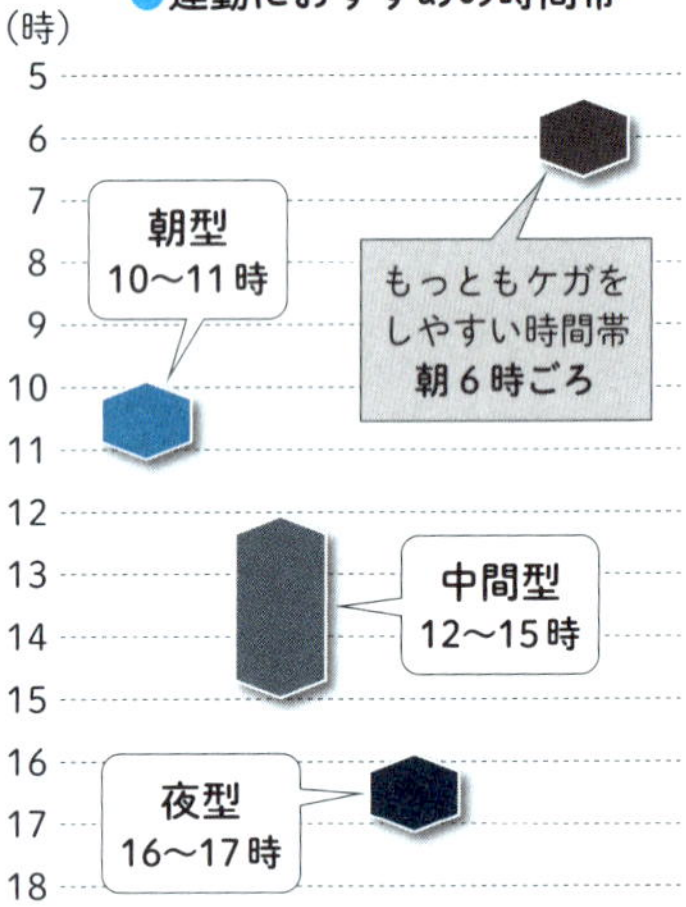

が、ある程度決まっていることを覚えておきましょう。

でも、こういうお話をすると、「仕事があるから、その時間帯はできないよ」と言う人が必ずいます。ただ、私自身は、仕事を言い訳にすることをあまり許容したくはありません。仕事は自分で選んでいるものであり、選ぶべきものです。そして、時間はつくるものだからです。

仕事があるからできないという人には、二つの方法をおすすめします。一つは、ベストではありませんが、できるなかで最適な時間帯に行なうというものです。もう一つは、運動能力が高まる時間帯に、立ち仕事や立ち会議、力仕事を増やすというものです。
筋肉や持久力が増えてくる時間帯もあります。もし、筋肉や持久力をつけたいのであれば、夕方のトレーニングのほうがいいということがわかっています。

❖コーヒーは集中力をアップし脂肪を燃焼させる

コーヒーは抗酸化作用がとても高く、コーヒーを飲む人のほうが、飲まない人よりも健康になるといわれています。カフェインは上手に使えば、集中力をアップしたり、脂肪を燃焼させたりするなどの効果があります。カフェインが苦手な人は、カフェインを取り除いたデカフェでも大丈夫です。

コーヒーは体にいいので、いろいろ活用できますが、じつはそのなかに筋トレと組み合わせる方法があります。それは、スクワットです。

脚力を鍛えることはとても重要です。というのも、**脚力とIQ（知能指数）は比例する**からです。さらに、認知能力も高まります。脚は「第2の心臓」といわれるように、脚を鍛えることによって**血液が体の中をめぐる効果が高まるため、代謝が上がり、脳に血液が**

たくさん流れて判断能力が上がっていきます。ですから、下半身の筋トレはすごく大事なのです。

そして、コーヒーに含まれるカフェインが下半身の筋トレの効果をアップしてくれるらしいことがわかってきました。具体的にいうと、**体重1キログラムあたり6ミリグラムのカフェインをとるといい**といわれています。体重が50キログラムの人なら、カフェインを約300ミリグラムとればいいのです。

この分量のカフェインを、**下半身の筋トレを始める30分前にとると効果が高まります**。テクニックとしては、コーヒーを飲んでカフェインをとったら30分以内にスクワットをやることで、下半身の筋肉を上手に鍛えることができるのです。

そうすると血行がよくなり、健康を維持し、頭の働きが活性化するだけでなく、認知能力が高まって、ビジネスにもいい効果が現れます。とくに女性の場合は、冷え性が改善されます。また、ヒップアップの効果もあるようです。

カフェインは、ほかにもたくさんの効果があります。その一つが、脂肪を燃焼しやすくしてくれることです。ちなみに、カフェインは、現代の科学で「ダイエットにある程度効くのではないか」とされる物質の一つです。

よく、〝やせ薬〟と称するものが売られていますが、ほとんどが体を壊しかねないものばかりです。本当に脂肪燃焼効果を発揮するのは、カフェイン以外にはないといえます。

❖筋トレに効くコーヒーの必要量

さて、体重1キログラムあたり6ミリグラムのカフェインをとるというのは、具体的にはどれくらいの量でしょうか。

淹《い》れ方にもよるので一概にはいえませんが、だいたい普通サイズの**カップ1杯のコーヒーで100ミリグラム**くらいです（この数字は覚えておくと便利です）。ということは3杯くらい飲めば、必要量をとることができます。

私がやっている方法は、「コーヒーナップ＋スクワット」です。

まず、コーヒーを飲んで、カフェインがわーっと脳に届き、効いてくるまでに20〜30分くらいかかります。**昼すぎにカフェインを飲んだら、20分くらい昼寝をしてください。これをコーヒーナップといいます。そして、目が覚めたらスクワットをやります。**

こうすると、カフェインの覚醒作用にプラスαして、脳に血液がたくさん流れるので、頭の働きが活発になり、午後の仕事がめちゃめちゃはかどります。**もし会社でスクワットをするのが恥ずかしいという人は、階段の上り下りでもいいです。**ぜひやってみてください。

筋トレに効くかどうかを調査した、ブラジルのマットグロッソ連邦大学の実験を紹介しましょう。

20〜30代で筋トレ歴が1、2年の女性に下半身以外のトレーニングも混ぜた4種類の筋トレをやってもらい、正しいフォームでぎりぎり1回だけ持ち上げられる重さを表す「1RM」を調べました。

ハックスクワット（大腿四頭筋トレーニング）、ラットプルダウン（広背筋トレーニング）、ベンチプレス、ニーエクステンション（大腿四頭筋トレーニング）という筋トレをテストしたわけです。

テストの方法は次のとおりです。

＊1週目は、カフェインを飲まずに筋トレをしてもらう
＊2週目は、体重1キログラムあたり6ミリグラムのカフェインを飲んで筋トレをしても

らう
＊3週目は、偽のカフェイン（ただのスターチ）を「これはカフェインだよ」と言って飲ませ、プラシーボ効果のチェックを行なう
＊4週目はまたもどして、1キログラムあたり6ミリグラムのカフェインを、筋トレを始める30分前に飲んで筋トレをする、いわゆるクロスオーバー型の実験をやってもらう

その結果、4週目にハックスクワットが大幅に筋力アップしました。実際にかついでいる負荷は99キログラムくらいですが、平均すると121キログラムまで増えたのです。さらに、ニーエクステンションの回数も28回から37回へと10回近くも増加したのです。

おもしろいのは、上半身を鍛えるラットプルダウンとベンチプレスに関しては変化が見られなかったことです。カフェインを飲んだ筋トレで、なぜかめちゃくちゃ効果が高まったのがスクワットだったのです。

1RMが22キログラムも上がっていますから、なかなかすごいです。そういう意味でいうと、下半身を鍛えるにはスクワットがもはや必須ではないかと思えてきます。

❖腹筋を割りたいならまず下半身を鍛えろ

やせるために脂肪を燃やそうとか、腹筋を割ろうと思ったら、真っ先に下半身の筋肉を鍛えるべきです。というのも、よく「部分やせ」などといわれますが、特定の部位だけやせることはできないからです。

もちろん、やせやすい部位はありますが、特定の部位だけ脂肪を落とすことはできないので、下半身を鍛えて細くすることが大切なのです。

腹筋を割る場合でも、同じことがいえます。腹筋を割るために、腹筋運動をしたり腹筋ローラーを使ったりする人がいますが、基本的に腹筋は筋肉量が多くないうえ、消費カロリーも多くないので、**腹筋を鍛えても腹筋は割れないし、体脂肪もあまり落ちません**。

やせるためにいちばん効率がいいのは、大きい筋肉を鍛えることです。つまり、体の中で**もっとも大きい筋肉である大腿四頭筋を鍛えるのが正解**です。そのためには、スクワットや階段の上り下りをすればいいし、効率よく鍛えるために、カフェインにアシストしてもらえばいいわけです。1日3、4杯のコーヒーで、ぜひ人生を変えてみてください。

ところで、女性のなかには、「スクワットをやると脚が太くなるからイヤ」とか、「ムキムキになりたくない」と言う人がいますが、スクワットをやったからといって脚がムキムキになることとありません。

女性の体は男性ホルモンの分泌が多くないので、相当ごりごりに鍛えるとかステロイドでも打たないかぎり、筋肉は太くならないのです。むしろスクワットをしたほうが、脚は確実に細くなります。男性は、男性ホルモンが多いのでちょっと鍛えるだけでたくましい脚になります。

では、どういう筋トレをすればいいかですが、女性の場合、冷え性で悩んでいる、代謝が落ちてきて太りやすくなった、すぐ疲れてしまう、虚弱体質などの人におすすめの筋トレを紹介しましょう。

これは、スプリント・インターバル・トレーニング（SIT）とかHIITといわれるもので、1日1～4分程度の運動をするだけで自分の体形が「モテ体形」に変わっていきます。

①SIT……一定の距離を全速力で駆け抜け、その後、スタート時点まで徒歩またはジョ

ギングでもどり、あらかじめ決められた回数を繰り返す。

②ＨＩＩＴ……強度を増やすことに焦点をあて、高強度の運動と短めの休憩を繰り返す。最大限の力を出して取り組むのが特徴。タバタ式トレーニング（立命館大学の田畑泉教授が考案したトレーニング法）もＨＩＩＴの一部。

最初はすごくきつく感じますが、この筋トレは、じつは運動をしていない人のほうが楽です。なぜかというと、心拍数をかなり上げる必要があるのですが、心拍数は運動をしていない人のほうが上がりやすいからです。

ですから、無理のない範囲で始めることができ、1日1〜4分程度のトレーニングでモテ体形がつくれます。次の夏に向けてモテ体形になりたい、冷え性を改善したい、体質改善をしたいという方は、ぜひやってみてください。

ランニングは食欲増進&老化を招く

科学的には当たり前の話ですが、マラソンやランニングのような長時間の有酸素運動をやっても、あまりカロリーを消費しないので、やせる効果は期待できません。しかも、やせないだけでなく、老化が進むことがわかっています。ただ、気分はよくなるので、たとえば、うつ病の治療の一助としてマラソンをするのは意味があるといえそうです。

それに対して、短時間の高強度な有酸素運動はやせる効果があり、アンチエイジングにも効きます。つまり、**有酸素運動をする場合は、短時間で心肺機能を鍛え、疲れづらい体をつくり、日常生活の運動量を増やす**ことでカロリーを消費する戦略が大事だということです。有酸素運動さえしていればいいわけではないことを、覚えておきましょう。

ランニングにはやせる効果がないことについて、あらためてまとめておきます。

①食欲が増進する

45分以上の有酸素運動はネガティブなことが生じるので、おすすめしません。とくに、ランニングをするとコルチゾールというストレスホルモンが分泌され、それによって食欲が増進します。ですから、気分をよくするためにランニングをするのはけっこうですが、ランニングでやせようとするのは食欲と戦うことになりかねないので、やめたほうが無難です。

②老化を促進する

有酸素運動で生じる活性酸素が、老化を促進させます。運動をしないと、体の細胞の中にあるミトコンドリアが怠けてしまいます。ミトコンドリアは酸素をもとにエネルギーをつくる細胞器官なので、これがサボってエネルギーを生み出さなくなると、老化につながるわけです。短時間の有酸素運動であれば、ミトコンドリアの活性化につながりますが、長時間の有酸素運動は逆効果です。

アンチエイジング効果を求めるのであれば、高強度の有酸素運動がおすすめです。この場合は、20秒全力で動いて10秒間休むというＨＩＩＴやタバタ式の筋トレがベストです。

息があがるくらいのウォーキングが効く

アンチエイジングのテクニックにはいろいろありますが、ランニングよりウォーキングをおすすめします。少し**息があがるくらいのウォーキングを20〜30分程度行なうとアンチエイジング効果が高まる**ことは、慶應義塾大学をはじめ、さまざまな大学の研究によって明らかにされています。

人間の消費カロリーの多くを占めるのは、日常生活で使っているNEAT（運動以外の日常の活動で消費されるエネルギー）です。

私たちは、家の中の階段を上り下りしたり、物を持ち上げたりといった動作で、1日に500〜1000キロカロリー程度を消費しています。さらに筋トレをしたり、心肺機能を鍛えたりして、疲れにくい体をつくって代謝を上げ、NEATを増やしていくほうが、はるかにやせやすくなるのです。

たとえば、有酸素運動で体脂肪を1キログラム減らそうと思ったら、77時間走らないといけません。ランニングは、体重（キログラム）×距離（キロメートル）がおよその消費カロリーですから、体重60キログラムの人が5キロメートル走っても300キロカロリー（おにぎり2個程度）しか消費しないのです。

なお、女性を対象にした研究でも同様のことがいわれていて、体脂肪を5キログラム減らすには385時間走らないといけないという結果が出ています。つまり、毎日1時間走っても1年以上かかるわけですから、どれだけ非効率かおわかりいただけると思います。

「でも、私は1年以上続けるから大丈夫！」と考えた方、そううまくはいきません。前述したように、ランニングをすると食欲が増進します。長時間の有酸素運動をすると、その直後にハイカロリーなものを食べたくなるのです。それを我慢するには、相当の意志力が必要になります。

筋トレをすると、**食欲が落ちる人と増える人の違いは、長時間の有酸素運動をやっているかどうか**によります。HIITやタバタ式の筋トレの場合は、運動後に食欲を感じないことが多いようです。ハードな運動というのは、基本的に食欲を抑制するからです。でも、長時間の有酸素運動をすると、コルチゾールが分泌されるため、ハイカロリーの食べ物を摂取したくなることが多いようです。ですから、ランニングとダイエットを組み合わせるのは非効率でしかありません。

さらに悲しいのは、ランニングで消費されるのは脂肪よりも筋肉だということです。コルチゾールが分泌されるとエネルギーをつくろうとします。エネルギーとして燃やしやすいのは脂肪よりも筋肉なので、筋肉が消費されてしまうのです。

これを防ぐ方法は、もちろんあります。十分な量のカロリーを事前に摂取しておけばいいのです。……いや、それではまったく本末転倒ですね。ですから、ランニングは、やせるという目的には向いていないといえます。

ランニングは脂肪を燃えにくくする

私が、好きなものを食べたり飲んだりしても太らないのは、そのための対策をいろいろやっているからです。

基本的に、私はコース料理を食べるとき以外、椅子には座りません。部屋では仕事をしているあいだも考え事をしているときも、スタンディングデスクの前に置いたステッパーを踏んで運動量を高めるようにしています。

前述のように、長時間、ランニングをすると酸化ストレスが多くなり、体の中で炎症を起こしやすくなります。そうなると必要以上にコルチゾールが分泌され、慢性的な炎症につながります。この慢性的な炎症が体の老化を招くだけでなく、炎症から体を守るために、脂肪を燃えにくくするのです。

また、ランニングはケガが多い種目の一つといわれています。1992年の調査では、ランニングによるケガの発生率は37～56％という結果が出ています。これはアメリカンフットボールの負傷率よりも高い数字です。性別、年齢、場所に関係なく、すべてのランナーに同様にケガが発生していることになります。

ランニングをすると、とても気持ちよくなります。そのため、やめられなくなる人も多く、ついつい無理をしがちになります。それだけ快感があるから、ケガをするまで気づかないようです。

ですから、気分をよくしたり、メンタルを落ち着かせたりするためのランニングなら賛成ですが、「やせたい」「メンタルを鍛えたい」「体力をつけたい」という理由でランニングをするのは本末転倒になるということを覚えておいてください。

❖衝撃！ ジムに行くほど太る人の特徴

ジムに通っているのに、太る人と太らない人がいるのは何が違うのかを調べた研究があります。また、ジムに行くと太るという研究もいくつかあります。

イギリスで行なわれた調査ですが、ジムに通っている人の26％は運動しているにもかかわらず太り、46％は現状維持でやせないという結果が出ています。ということは、ジムに通っている合計72％の人は、太るか、現状維持で変わらないということになります。

ジムに行ってすぐ効果が出る人もいれば、なかなか変わらない人がいるのは、もちろん遺伝子的な問題もありますが、心理的な問題がけっこう大きいということが、昨今いわれはじめています。

ジムに通っている人の39％は、1回のエクササイズで300キロカロリーくらいしか消費しません。運動だけでカロリーを消費するのはかなり難しく、がんばっても500キロカロリー程度しか消費できないのです。

でも、日常生活で消費しているNEATは500〜1000キロカロリーくらいになるので、日常生活のなかで歩いたり、階段を上り下りする頻度を増やしたり、私のように椅子を取り払ってなるべく座らないようにしたりするほうが、カロリー消費は高くなります。

では、なぜジムに行くのかというと、筋トレしたり運動したりして基礎代謝を上げるという目的があります。そうすると、同じ運動をしても、消費するカロリーが増えますから、日常生活のカロリー消費が増えて、結果としてやせることにつながります。

ですから、ジムに通うだけでもダメですし、日常生活の消費カロリーを増やすだけでも限界があるということになります。つまり、**ジムに行く理由としては、疲れにくい体をつ**

くって運動を継続することと、筋肉をつけて代謝を上げることで、同じ運動をしても消費量を上げることにあるわけです。

これにあわせて、**日常生活の消費カロリーを増やすのがいちばんいい方法**ということになります。

ここで、耳が痛いかもしれませんが、ジムに行く人が陥りがちなワナについて、お話ししておきましょう。それは、ジムに行ってランニングを長時間やっても太る人がいることです。

そんな人は、たとえば、

「今日は1時間走ったから、少しカロリーの高いものを食べてもいいかな」

「ランニングをがんばったから、少々食べても大丈夫だろう」

という感覚になってしまうのです。

でも、ランニングではカロリーはさほど消費されないうえ、だいたいはランニング後に摂取したカロリーのほうが多くなるため、太るのです。こういう心理現象を、「ランニング・モラルハザード」といいます。

当たり前ですが、摂取カロリーやその質をしっかり考えておくことが大切です。運動したからいくら食べてもいい、というわけではないのです。

「今日はジムに行ったから、油脂分を減らしてタンパク質を多めにとるようにしよう」

「ジムに行って体を動かす前に、軽くバナナを食べて糖質を補給しておこう」

というのは正解です。

でも、運動したから何でも食べていいと考えていると、人間は自分のしたことを盛大に見積もるため、食べすぎて摂取カロリーが増え、太る結果になるのです。

また、**ジムに行く人のなかに、お酒を飲む量が増える人が多い**という研究もあります。食べ物の話と似ていますが、多くの人がジムに行ったあと、ごほうびとしてお酒を飲みがちだというのです。

ただ、**お酒を飲むと、筋トレの効果は20％程度ダウン**するといわれています。ですから、毎日、がっつり筋トレしているわけでもなく、週に2回程度しかしない人は、筋トレした日はお酒を飲まないほうがいいといえます。

運動したあとは食欲がアップしますから、食欲をマネジメントして適正値まで落としてから運動しないと、かえって食欲が増えて、消費カロリーよりも摂取カロリーが増えることになります。

なにはともあれ、自分の食欲をコントロールするメンタルテクニックを学び、食欲をリセットしてから運動をするようにしましょう。

すでに述べたように、長時間の有酸素運動をするとストレスホルモンであるコルチゾールが分泌され、これが食欲を高めます。ですから、筋トレは集中して短時間で行なうとか、激しい有酸素運動は5～10分程度行なうようにして、コルチゾールの分泌を極限まで抑える工夫が不可欠です。

要は、**ジムに行っても、それほどカロリーを消費しない**ということを知っておいてください。むしろ、ジムに行ったことで満足して、そのあと食べすぎたり飲みすぎたりしないことが大切です。つまり、食べるほうのマネジメントも同時に行なわないと、せっかくジムに行っても効果が出なくなるのです。

短期間でつけた筋肉は短期間で衰える

よく「筋トレをサボると筋力が減る」と言われますが、筋力は何日くらいで、どれくらい減るものでしょうか。じつはこれ、筋トレ歴の長い人と短い人によって違ってきます。

基本的には、筋トレをサボると、筋肉をつけたのと同じくらいのスピードで筋力は落ちていきます。**長い時間をかけて鍛えた筋肉はなかなか減りませんが、一気に集中してつけた筋肉はあっという間に落ちてしまいます**。

２００１年にランナーとパワー系アスリートを調べた実験によると、病気やケガなどでまったく体を動かせないというのでないかぎり、筋肉は2〜3週間は減りません。ふだんやっている高負荷の筋トレをサボったとしても、軽い運動をしていれば3〜5週間は減りません。

つまり、週に2〜3回程度の筋トレを1年以上続けている人であれば、まったく動かなくても、2〜3週間は筋肉を保つことができるし、軽い運動を続けていれば3〜5週間は維持できます。

ただ、ランナーの方々が使っている遅筋という筋肉は、2〜3週間で落ちはじめます。また、パワー系アスリートの場合、2〜3週間で速筋が落ちはじめます。つまり、自分たちがふだん使っている筋肉のほうが、なぜか速く落ちはじめるのです。

とはいえ、それでも2〜3週間くらいは心配しなくて大丈夫です。筋トレは筋肉がつきやすく、落ち方は遅いからです。これは、初心者でも大きな違いはありません。

たとえば、2011年の研究では、15人の筋トレ初心者に15週間ベンチプレスを続けてもらい、そのあと3週間まるまる休んでもらっても、筋肉量は変わらなかったと報告されています。

また、1999年の研究では、24人の筋トレ初心者に4カ月間の筋トレメニューをこなしてもらい、その後、半年間休んでもらいました。さすがに半年もサボれば、かなり筋肉が落ちそうな気がしますが、それでも落ちた筋肉量は50％でした。

筋トレの初心者は筋肉がつきやすく落ちにくいので、筋トレ歴の長い人にくらべるとメリットがあるといえます。たとえば、**「心機一転、筋トレをがんばろうと思って3カ月くらい続けたけど、仕事が忙しくなって半年くらいサボったからもうダメだ」と思う必要はない**ということです。

実際には筋肉量はあまり変わらないので、また始めればいいのです。筋トレ初心者は、一度サボっても、あきらめずに再開すれば、意外と筋肉が落ちていなかったり、元にもどるのも早かったりするものです。

❖記憶力が1・5倍に上がる筋トレ法

みなさん、勉強したり本を読んだりしているときに、もっと記憶力を上げたいと思ったことはありませんか。記憶力を上げるには何が必要なのかを調べた研究があります。それによると、特定の種類の軽い筋トレが役に立つらしいという結果が出ています。

昔から、**筋トレをすると頭がよくなる、頭の回転が速くなる、ストレスに強くなる、メンタルが強くなる**といわれてきました。こうした筋トレの効果をご存じの方も多いと思います。

でも、こんなことをいうと、「筋トレをやっているのに頭の悪い人がいるのはなぜ?」と聞かれることがあります。

これは、頭はよくなっているのに勉強をしていないからです。つまり、宝の持ち腐れです。世界一切れる包丁を持っているのに、料理をしない人という感じです。基本的に地頭の部分はよくなり、メンタルも強くなっているのですから、やはり筋トレをしたほうがいいといえます。

ある研究では、勉強をする前に筋トレをしてもらい、勉強の内容がどれくらい記憶に残ったのかを調べる実験を行なったのですが、結論からいうと、1・5倍も記憶力が上がったそうです。

実験は、参加者が勉強する前に、脚を動かすレッグエクステンションを50回やってもらいました。できる人はバーピージャンプでもいいと思います。バーピージャンプはきついという人は、普通のスクワット50回でもOKです。いずれにしても、脚の大きな筋肉を動かすと血行がよくなり、脳にまわる血流量が増えます。

この実験では、レッグエクステンションを50回やってから勉強し、2日後にどれくらい覚えているかをテストしました。すると、レッグエクステンションを行なった被験者は、筋トレをしなかった被験者にくらべて、エピソード記憶の能力が50％も上がったのです。

エピソード記憶というのは、「昨日は何を食べましたか」「3年前に起こった事件の概要を話してください」といった質問に答えてもらうテストです。

記憶のなかには、たとえば昔観た映画を思い出すときに、「あの主人公はこういう話をして、こういう行動をとった、すると……」というように、エピソード形式で覚えているものもあります。筋トレをすると、こうしたエピソード形式の記憶力が高まるのです。

なぜこんなことが起こるのかというと、筋トレをするとドーパミンやアドレナリンというホルモンが分泌されます。ドーパミンやアドレナリンはテンションを上げるホルモンであり、感情を浮き立たせる効能があります。その結果、感情に訴えるようなエピソードほど、筋トレをすると心に残りやすくなるのです。

ちなみに、このとき行なう筋トレは、脚の運動でなくてもかまいません。**何かを覚えようとするときは、一緒に筋トレをする**といいのです。

これは、小説を読む際はもちろん、実用書や専門書、教科書などを読む際にも使えます。読みすすめながら、「これ、おもしろいなあ」とか「これはないでしょう」と、**自分のなかで記憶をエピソード化すればいい**のです。円周率のような数字を覚えるのは難しいかもしれませんが、普通の本ならかなり記憶することができます。

また、**勉強の前に腕立て伏せやスクワットなどを行なうと、1・5倍も記憶が残りやすくなる**ので、ぜひやってみてください。スクワット50回が無理だったら、30回でかまいません。ちなみに、スクワット50回というと大変そうに聞こえますが、慣れてしまえば意外とあっさりできるようになります。

腹筋を最短で割りたいならこの3つ

よく「腹筋を割りたい」と言って、腹筋ローラーやボール落とし（ヘルボール）などをしている人がいます。私はこのトレーニングに、三つ言いたいことがあります。

一つ目は、腹筋を割るのはさほど意味がないということです。腹筋だけ鍛えても、腹筋は割れません。腹筋が割れるというのは、腹筋が六つに分かれて見える状態をいうわけですが、これは筋肉がそれなりにあって、皮膚の下にあまり脂肪がない状態にする必要があります。

ということは、ただ腹筋を鍛えるトレーニングをするだけではなく、脂肪を減らさないと意味がないのです。つまり、**腹筋運動よりも、全身を鍛えるスクワットのようなトレーニングを行なったほうがいい**ということになります。

二つ目は、腹筋ローラーやヘルボールといった腹筋を鍛える器具を使った場合と、普通にシンプルなスクワットをやった場合をくらべた研究によると、じつは腹筋トレーニング系の器具にはほとんど意味がないことが明らかになっています。むしろ普通のトレーニングをやったほうがいいようです。

三つ目は、そもそも腹筋を割るためには、**カロリー制限をしないとダメ**だということです。要するに、お腹の脂肪を落とさなければならないのです。

極端な例ですが、大相撲の力士の腹筋の筋肉量はものすごいです。でも、彼らの腹筋は割れているようには見えません。これは意図的にですが、脂肪がたっぷりあるからです。腹筋が割れる状態にしたければ、何らかのかたちで摂取カロリーを減らす必要があるということになります。

効果がアップ！ ジムで聞くべき音楽

ジムに行くとおしゃれな曲やテンポのいい曲がかかっていますが、筋トレ中に聞く音楽は、どんなものがいいのでしょうか。音楽によって、筋トレの効果が変わるのでしょうか。

じつはこれ、男性と女性で効果が違います。同じ曲でも、男性が聞いた場合と、女性が聞いた場合では筋トレの効果が変わるのです。

結論としては、トレーニング中は、**男性は音楽を聞かないほうがいい**といえます。男性は、ある特定の音楽を除いて、音楽を聞くと男性ホルモンであるテストステロンの分泌量が下がります。そうなると筋肉の合成が弱くなり、筋トレの効果が下がってしまいます。耳栓か、ノイズキャンセリングのヘッドホンをおすすめします。

それに対して、**女性の場合は、ほぼすべての曲でテストステロンが上がる**ことがわかっています。

こうしたことから、次のようにいえます。

＊男性は、筋トレ中は音楽を聞かないほうがいい
＊女性は、筋トレ中は音楽を聞くほうがいい

奈良教育大学の研究で、70人の参加者にさまざまなタイプの音楽を30分間聞いてもらい、参加者の唾液からテストステロンの値を測って集計しました。いろいろなタイプの音楽を聞いてもらうと、男性は全体的にテストステロンの値が下がりました。

ちなみに、テストステロンが著しく下がると、**メンタルが悪化したり、やる気が出なくなったりして、慢性疲労が起こる**ことがわかっています。

実際に実験に使われた音楽を、テストステロンの数値が下がった順に紹介します。

〈男性のテストステロンの数値を下げる音楽ジャンルランキング〉
1位　自分の好きな曲
2位　ポピュラー音楽
3位　ジャズ
4位　モーツァルト
5位　グレゴリオ聖歌

つまり、好きな曲や、ふだんよく聞いている曲を聞けば聞くほど、男性の場合はテストステロンの数値が下がるということです。
では、女性の場合はどうでしょうか。女性は好きな音楽を聞いても、どんな音楽を聞いても、テストステロンの数値が上がりました。

〈女性のテストステロンの数値を上げる音楽ジャンルランキング〉

1位　ジャズ
2位　自分の好きな曲
3位　モーツァルト
4位　ポピュラー音楽
5位　グレゴリオ聖歌

男性とはだいぶ違う結果になっています。音楽を聞くと、男性は男性ホルモンが下がり、女性は男性ホルモンが上がるということは、つまり、男性は女性っぽくなり、女性は男性っぽくなるということです。

いいかえると、音楽には人を中性的にする効果がある、ということになります。**よく、「音楽には性別の壁も文化の壁も関係ない」といわれますが、ある意味で音楽は人間を中性的なところにもっていく可能性があるといわれています。**

では、男性は音楽を聞くとヤバいのかというと、メリットもあります。それは、筋肉を分解するといわれるコルチゾールの分泌を下げてくれることです。

また、音楽は、単純作業の効率を上げてくれます。掃除や書類の整理といったあまり判断能力を使わなくてもいいような繰り返し作業をする場合は、効率が上がることがわかっています。

そして、音楽をまったく聞かないよりは、聞いたほうがいいこともわかっています。音楽は認知機能や生産性を高めてくれるという研究もあるのです。

そういう意味では、男性は筋トレの前後に音楽を聞くといいかもしれません。**筋トレが終わって、プロテインをとりながら自分の好きな音楽を聞くのもいいでしょう。**

もしくは、グレゴリオ聖歌を聞きながら筋トレでしょうか。効率よく筋トレをしたい方は、ぜひ参考にしてください。

第5章

ダイエットで頭の働きを活発にする

ダイエットを続けるために知っておきたいこと

だれもが一度や二度は計画倒れを経験したことがあると思いますが、その原因のほとんどは、前にもちょっとお話しした「どうにでもなれ効果」によるものです。

たとえば、よく、15分単位で1日のスケジュールを組む人がいますが、これはすごく失敗しやすいやり方です。なぜなら、何通ものメールに対する返信を15分で送ろうとしているときに、別の連絡が入ったため、終わらせることができなくなったとします。その時点で、「今日は取り戻せないから、もうどうにでもなれ」と思ってしまうことが多いからです。

人間というのはおもしろいもので、**一つのことに失敗すると、本来の目的とは真逆のことをやる**ようになり、誘惑に弱くなり、「どうせ失敗だから、もう今日はやらなくていいや」「明日からやろう」となっていきます。

これは、今日は朝起きたら数学を15分やって、英語は15分でこれをやって……というように、綿密な計画を立てるタイプの人に起こりがちだといえます。

あるいは、ダイエットをしている人が、「今日は絶対、間食をしない！」と思っていたのに、ひと口だけお菓子を食べた瞬間に、「あっ、いまお菓子を食べちゃったから、もう今日はどうでもいいや。何でも食べていい日にしよう」となって、カロリーの高いものを食べたり、夜中にラーメンを食べにいったりするようになります。

このように、小さなミスとか小さな例外によって自制心が崩壊し、計画倒れになることを、「どうにでもなれ効果」と呼んでいます。

これが起こると、そのあとには自己嫌悪がやってきます。この自己嫌悪によって、「自分はなんてダメな人間なんだ」と自分を責め、自分からストレスを高めていき、その結果、計画倒れにつながっていくわけです。

この自己嫌悪さえなければ、たとえばダイエットを1日や2日休んでも、その習慣が途切れることはありません。神様ではないのですから、できないときもあります。でも、だからといって、自分はダメな人間だと思う必要はないのです。

大事なのは、「どうにでもなれ効果」を起こさないことです。計画どおりいかないこと、ダメになることはいくらでもあります。世の中、計画どおりに進むことのほうが少ないのです。

ですから、まず、「どうにでもなれ効果」が起こりやすいことを前提にして、それを防ぐにはどうすればいいかを勉強しておくことが大切です。

❖計画倒れの原因「どうにでもなれ効果」を防ぐには

この「どうにでもなれ効果」は、じつは起こりやすい条件が決まっているので、その条件を理解すれば、十分避けることができます。

その条件とは、次の二つです。

①短期目標しかもっていない

たとえば、「今日は炭水化物をとらない」「今日は間食をしない」「今日だけは勉強しよう」というような短期目標しかもっていない場合に、人は誘惑に弱くなります。

それに対して、具体的な行動に落とし込めるような**長期的な目標をもっている人は、簡単に誘惑に負けることはありません**。たとえば、「年末までに体脂肪を何％落とそう」「来年の夏にはビーチに行ける体になろう」という長期の目標をもっている人は大丈夫です。

短期目標しかないと、「どうにでもなれ効果」が起こりやすいので、誘惑に負けそうになったときは長期的な目標を思い出してみることがとても大事です。

②「やめる」という目標を立てたとき

二つ目は、何かを「やめる」という目標を立てたときです。こういう場合に、「どうにでもなれ効果」が起こりやすいのです。

たとえば、「今日は炭水化物をとらないぞ」「今日はYouTubeを見ないで勉強しよう」という目標を立てたとします。じつは、炭水化物は食べない、脂肪分は少なめ、脂っこいものは食べないといった「しない目標」というのは、達成する確率がめちゃくちゃ低くなるため、「やめる」という目標はすごくやりづらいわけです。

これは、「ピンク色のゾウについて考えないでください」と同じです。あるいは、有名なシロクマ実験があります。「シロクマについて考えないでください」と言われると、よけいにシロクマのことを考えるようになるのと同じで、**人間は「やめる」という目標を立てると、誘惑に弱くなり、「どうにでもなれ効果」が起こりやすくなります。**

ちょっとお菓子を食べただけで、「あー、もういいや。食べないという目標は達成できなかったから、もう終わりだ。もう好きなだけ食ってやる」となりやすいのです。ですから、「短期目標」と「やめる意識」には気をつけましょう。

失敗しないために完璧主義を捨てる

一つの場面、一つのカテゴリーで、「どうにでもなれ効果」が起こると、別のシチュエーションでも「どうにでもなれ効果」が起こりやすくなります。

たとえば、「ダイエット中にお菓子を食べない」という目標を立てている人が、誘惑に負けてお菓子をひと口食べてしまい、「どうにでもなれ効果」が起こったとします。そんなとき、「もういいや、お菓子を食べてしまえ」となると、同時に「貯金もしようと思ったけれど、もういいから使っちゃおう！」となります。

つまり、「どうにでもなれ効果」にはまると、ほかのカテゴリーでも起こるわけです。ですから、**お菓子の誘惑に負けることによって、お金を使って、仕事もサボって、ということになりかねない**のです。

では、具体的にどうすればいいのでしょうか。先ほどお話しした、起こりやすい条件の裏返しを考えればいいのです。二つあげておきましょう。

①短期目標を長期目標に切り替える

もちろん短期がダメだというわけではありません。たとえば、やせるために、今月1カ月は炭水化物をとらないようにしようというのは、べつに問題ありません。

でも、その先に何があるかというと、**「半年後にビーチに行ったときに、すてきな肉体でモテよう」というふうに決めておく**わけです。こうすると長期の目標があるから、いまの短期の目標で誘惑に弱くなることはなくなります。

②「やめる目標」を「やる目標」に変える

つまり、「これをやめるかわりに、これをする」あるいは「これをしたいと思うから、かわりにこの行動をとる」という代替行動を決めておくわけです。

たとえば、「炭水化物のかわりに野菜を食べる」とか、お腹が空いて炭水化物が欲しくなったら、「かわりに果物を食べる」「かわりにナッツを食べる」というふうに、新しい条件づけをつくっておくことが大切です。

このように、「かわりの行動をとる」を頭に置いて何かをすると、「しない」よりもきちんとできる可能性が高くなります。代替行動を決めておくのは、いいテクニックです。

もちろん、簡単なものばかりではありません。「会社に行かないかわりにどうしたらいいんですか？」という質問をもらったことがあります。たしかに、これは難しいですが、うまくやる方法はあります。

たとえば、朝起きたくないと思ったら、そのかわりに、とりあえずカーテンだけ開けてみるのです。あるいは、とりあえず猫にご飯だけあげてみましょう。ジムに行きたくないなあと思ったら、とりあえずウエアだけ玄関にもっていくのもありかと思います。

そんなふうに、自分にとって簡単な行動に置き換えていくわけです。そうするとやる気が出やすくなり、「どうにでもなれ効果」を防げるようになるので、ぜひ試してみてください。

代替行動で失敗する人には、完璧主義の人が多く、代替行動がすごく大変な行動になっています。たとえば、「炭水化物をとりたいと思ったら、炭水化物はいっさいとらないかわりに、健康的な食事を心がける」とか「野菜を８００グラム食べる」といったように。

太ると脳はやせて働きが低下する

太れば太るほど、やせていく部分があります。それは、どこでしょう?

答えは、脳です。

昔から、肥満は脳にも体にもよくないといわれてきました。体によくないのは当然ですが、じつは太ると脳機能が低下し、**太れば太るほど脳はやせ細っていく**ことを、イギリスに住む2万1500人のデータを15年にわたって追跡調査したアメリカのアリゾナ大学の論文が明らかにしています。

この調査は次のように行なわれ、太ると本当に頭が悪くなるのかを徹底的に調べました。

＊2〜4年ごとに、全員のBMIと脳の認知レベルを測る

その結果、次のことがわかりました。

＊ＢＭＩが高くなればなるほど認知機能が下がった
＊ＢＭＩが4・34ポイント上がるごとに、認知機能が2・22カ月ほど低下した

これは、太ることで脂肪細胞から炎症物質が出され、体じゅうに炎症が起こることが原因です。ＣＲＰ（Ｃ反応性タンパク）という炎症を測る数値がありますが、この数値が2ポイント上がると認知機能は1・85年ほど低下します。

太ることによって炎症物質が分泌されると、脳が炎症を起こし、老化がうながされることが、認知機能が低下する原因です。つまり、肥満よりも、炎症が進むほうの問題が大きいと考えられています。

このように、体重が増えることと脳のパフォーマンスには相関関係があります。太っている人は、自己管理能力が低いので仕事ができないといわれます。もちろん、自己管理能力が低いことが原因ではあると思いますが、脳機能が低下していることも大きくかかわっているといえます。

目安としては、太った状態を4年間放置するとＣＲＰが急上昇します。そうすると、そこから数年で脳の認知機能の低下が急激に起こります。

体重を減らそうとする努力は、もちろん健康にもいいし、老化防止にもつながります。男性でも女性でも、へたな化粧品や薬を使うより、運動して体脂肪を落とすほうがアンチエイジングになるといえます。これは脳を若々しく保つためにも、とても大事なことなのです。

さらに、イギリスのラフバラー大学の研究で、9652人の男女を対象に体脂肪を測定し、脳のサイズをスキャンしています。その結果、体脂肪が多くなればなるほど、脳の灰白質という部分が縮むことがわかっています。

これはとくに中年期に入ったときに現れる傾向でもあるため、若いときは太っていても大丈夫と思いがちですが、**年をとったときに太っていれば太っているほど、脳の機能が落ちる**ということです。

では、脳の萎縮した部分は、やせれば取り戻せるのでしょうか。手元にそれについて調べた研究がないのでわかりませんが、どちらにしても、そのままにしておくよりいいのはまちがいないと思います。やせることによって炎症物質は減るので、対処したほうがいいのは明らかだからです。

ただ、お断りしておくと、いま取り上げた研究は横断研究（ある一時点における要因と結果の関連を調べる研究）ですので、脳の構造に異変が起こったから太るのか、肥満によって脳に異変が起こったのかについてはわかりません。

つまり、体脂肪が多い人ほど脳が小さいということはいえますが、太ったから脳が小さくなったのか、脳が小さくなったから太ったのかはわからないということです。

とはいえ、太れば太るほど炎症物質が出て、脳にダメージを与えることがわかっているので、体脂肪が多い人は注意したほうがいいでしょう。年をとって物忘れがひどくなった、若いときは頭脳明晰《めいせき》だったのに最近は答えに詰まることが多い、という人は、もしかしたら体脂肪が増えて炎症を起こしているのかもしれません。

❖頭の回転をよくする10の食習慣

頭の回転のよさには、食習慣が大きくかかわっていることがわかっています。まず、次にあげる10項目のなかで、当てはまるものをチェックしてみてください。

①いつも甘いものが欲しくなる。

②朝食を抜くことが多い。
③揚げ物をよく食べる。
④野菜や果物は食べない。
⑤精白された白米や白パンが好き。
⑥水をあまり飲まない（1時間に1回くらい）。
⑦炭酸飲料が好き。
⑧1日ビール中瓶3本分以上アルコールを飲む。
⑨食事時間が決まっていない。
⑩お腹が空いていなくても、食べたり間食をしたりする。

さて、いくつ当てはまりましたか？

じつはこれ、頭の回転が悪くなる食習慣をあげたものです。ですから、**一つでも当てはまった人はアウト。頭の回転がいいとはいえません**。といっても、脳がダメになっているわけではないので安心してください。当てはまるものが一つでもある人は、脳の能力をフルに発揮できていない可能性があるということです。

そういう人は、まず、脳を生まれ変わらせる食材を食べるようにしましょう。具体的には、次にあげるものが、頭がよくなる食材といわれています。

アマニ油／クルミ／ヒマワリの種／アーモンド

このなかでとくにいいのは、クルミとヒマワリの種ですが、クルミは油分が強いため、ヒマワリの種がおすすめです。

主食は玄米もいいですが、それより次にあげるものを食べるようにしましょう。

大豆／ひよこ豆／小麦胚芽／納豆／ふすま

ふすまは低カロリーで、最近はふすまパンなどもあります。

そして、何よりいいのは魚です。なかでも、次にあげる魚がおすすめです。

サケ／サバ／ニシン／イワシ

とはいえ、日々いそがしい人にとって、毎日魚を食べるのは簡単ではないと思います。

そういう人は、近ごろ話題になっているサバ缶を活用するといいでしょう。

なぜ魚を食べると脳の働きが活発になるのか

魚が人間の脳の働きをよくすることは、さまざまな研究から証明されています。ここでは、**魚を食べれば食べるほど脳が大きくなる**という研究を紹介します。

この研究は、65歳以上を対象にした統計調査で、9年間にわたって食生活を追跡調査し、その間、脳のスキャンが継続して行なわれました。

その結果、焼き魚を週に1回食べるだけで、次のような驚くべき効果がありました。

＊海馬などの脳の記憶を司る部分が4・3％大きくなった
＊認知機能を司る部分が14％も大きくなった

しかも、脳が大きくなりやすい若い人ではなく、どちらかというと**脳が萎縮しがちな年配の人たちにとても効果がある**ことが確認されたのです。**逆にいえば、若い人たちも積極的に食べるべきだといえます**。

ただし、魚をフライにすると効果がなくなります。これは、高温で揚げると、脳の働きを高める成分が失われるからだと考えられています。また、使う油にもよりますが、揚げ物は体を酸化させ、老化を早めるので、個人的にはあまりおすすめできません。

魚が脳にいいのは、サバなどの青魚に多く含まれているオメガ3脂肪酸や、必須脂肪酸であるＤＨＡ（ドコサヘキサエン酸）やＥＰＡ（エイコサペンタエン酸）を多く含んでいるからです。これらの脂肪酸により、脳はやわらかくなり、血行もよくなります。そして、脳の状態がよくなると、新しい細胞が生まれやすくなるのです。

なお、ＤＨＡは脳細胞をつなげるシナプスの生成にもかかわっているので、脳機能の向上が見込めます。

また、オメガ3脂肪酸は抗炎症作用が強く、アンチエイジングにもとても効果がありま す。ナッツなどにも入っていますが、フィッシュオイル(魚の油)でとるのがおすすめです。というのも、植物性のオメガ3脂肪酸は吸収率が低いからです。そのため、動物性のものをとったほうがいいのです。

動物性のものといっても、肉からとると、ほかの脂と一緒になるため、魚がいいということになります。

ちなみに、女性の胸やお尻につく脂肪もオメガ3脂肪酸といわれています。**男性がスタイルのいい女性を好むのは、オメガ3脂肪酸をたくさん蓄えている人とのあいだで子供をつくれば、子供の脳がいい状態で生まれる可能性が高くなり、優秀な子孫を残すことができると本能が考えるからです。**

つまり、スタイルのいい女性を選ぶことによって、子孫繁栄を願っているということなのです。

❖フィッシュオイルのサプリは要注意

オメガ3脂肪酸やDHAが脳にいいことはわかっても、これらを毎日、サバやイワシなどの魚から摂取するとなると、なかなか難しいものがあります。

そうなると、コンビニなどで売られているサプリが手軽でいいのではないかと思われるかもしれませんが、フィッシュオイルのサプリには大きな落とし穴があることに注意が必要です。

ハーバード大学が研究した実験で判明したのですが、**市販のオメガ3脂肪酸のサプリは**

かなり酸化しています。一般的に、実験で使われるフィッシュオイルは、いわゆる処方薬として医学的に薬としてつくられたものなので酸化していません。

ところが、コンビニなどで売られているフィッシュオイルのサプリは、その40倍も酸化しているのです。

なぜ酸化がよくないかというと、オイル系で酸化しているものを摂取すると、老化の原因になるなど、体にとってネガティブなことしか起こらないからです。また、栄養面からいっても、サプリでとったものでは、魚を食べるのと同じような効果は見込めません。

栄養はほかの栄養素との相互作用で吸収されるため、単独でとってもあまり意味がないのです。魚の場合も、タンパク質やアミノ酸といった魚に含まれるほかの栄養素と一緒に摂取することで脳が大きくなるのだと考えられます。

実際に、**脳がうまく機能するためにはオメガ3脂肪酸は重要ですが、それ以外のタンパク質やアミノ酸も大事ですし、鉄やヨウ素や亜鉛のような微量元素も必要**です。それらのバランスまで考えてサプリでとるのはとても難しいので、魚を食べるのが一番だといえるのです。

その点、サバ缶なら手軽なうえ、密封して加熱しているため酸化もしていません。サラダにのせるだけで手軽にフィッシュオイルをとることができるので、ぜひ、今日から取り入れてみましょう。

原因不明の頭痛を75％減らす

いわゆる慢性的な、朝以外に起こる頭痛を和らげるのにも魚がおすすめです。そもそも、頭痛の原因はあまりよくわかっていません。頭痛薬はありますが、薬でもなかなか痛みをしずめることができないのです。

そんな治療が難しい頭痛ですが、最近の研究で、フィッシュオイルが頭痛を75％程度軽減してくれるという、おもしろいデータがあります。

頭痛についてはいろいろな統計があり、原因不明の頭痛に苦しんでいる人はわりと多く、日本人の全人口の11〜12％くらいといわれています。つまり、約10人に1人は治療ができない、いわゆる薬などで治すことができない原因不明の頭痛に悩んでいて、しかも原因がわからないため、対処もできないのです。

こういう人たちはたいていサプリや食物療法などをすすめられるのですが、よくいわれるのが、「マグネシウムは効く」とか「コエンザイムQ10がいい」といったものです。そうしたなかで最近、効果が高いのではないかといわれているのが、オメガ3脂肪酸です。**オメガ3脂肪酸は、薬として処方されることもあり、心臓疾患などの治療にも使われます**。オメガ3脂肪酸は脳の中でたくさん使われることもあり、脳にも効くのではないかといわれはじめているのです。

実際に最近の研究で、オメガ3脂肪酸で頭痛が軽減するという結果が出ています。慢性的な頭痛に苦しむ男女51人を対象にした実験です。

実験の内容は、次のようなものでした。

＊1日1・5グラムくらいのオメガ3脂肪酸を2回に分けてとる
＊思い込みによる効果を調べるために、プラシーボ（実際はオメガ3脂肪酸が入っていないニセのカプセル）をとるグループとも比較する
＊60日間続ける

この実験から、次のことがわかりました。

＊オメガ3脂肪酸をとったグループの66・7％は、頭痛の回数が月に6回以下だった
＊「プラシーボ」をとったグループのなかで、頭痛の回数が月に6回以下だったのは33・3％だった
＊オメガ3脂肪酸をとったグループのうち、85・2％の人の頭痛のつらさが75％減った

つまり、**オメガ3脂肪酸をとることにより、これまではしょっちゅう起こっていた頭痛が月に6回以下まで減少し、さらに頭痛が起こったとしてもつらさが75％も減少**していたのです。

なぜ、オメガ3脂肪酸が頭痛に効くのかということに関しては、DHAやEPAが神経伝達物質であるセロトニンに作用しているのではないかなど、いろいろな説が唱えられていますが、はっきりとはしていません。

私自身、一時期、頭痛に苦しんでいました。頭痛もちの方は、本当につらいと思いますので、魚を正しく食べて、原因不明の頭痛は食材で治していただければと思います。

❖人工甘味料の本当の闇

おやつで気になるのが人工甘味料です。人工甘味料にはよい面と悪い面の両方があります。結論からいうと、人工甘味料はある点においては安全です。アメリカ食品医薬品局（FDA）もいろいろ調査したうえで、「うん、大丈夫」と言っています。

では、なぜ「闇」があるかというと、腸内環境に問題を起こす可能性があるからです。正確にいうと、腸内環境が悪くならない人もいますが、悪くなる人もいるので、基本的には避けたほうが安全なのではないかということです。

イギリスの総合学術誌「ネイチャー」に掲載された論文に、マウスにいろいろな人工甘味料を与え、腸内環境がどう変わるのかを調べた実験が取り上げられています。

実験では、マウスを次の二つのグループに分けています。

＊生後10週間のマウスにブドウ糖をあげるグループ
＊生後10週間のマウスに人工甘味料をあげるグループ

それぞれ11週間ほど育てると、人工甘味料を摂取したマウスはグルコース不耐症のレベルが上がっていました。グルコース不耐症というのは、糖質を処理する能力が下がっている状態のことで、甘いものを食べたときに、それをうまく処理できなくなります。すると、体の中に糖質がたまり、結果的にメタボになったり、糖尿病になったりするのです。

ちなみに、いちばん影響が大きかったのは、ミント風味の清涼菓子などに含まれるサッカリンを与えたマウスでした。ですから、私は、口からミントをとることはありません。**頭をスッキリさせたいときは、ノーズミントといって、鼻から吸引するタイプのミントを使用しています**。

マウスの実験だけでは人間に影響があるかどうかわからないと思われるかもしれませんので、7人の健康的な男女を対象に行なわれた研究を紹介します。

この実験の内容は、次のとおりです。

＊ふだんは人工甘味料をまったくとらない人たちを集めて、1週間だけサッカリンを飲んでもらう

＊サッカリンの容量は、体重1キログラムあたり5ミリグラムくらい（FDAが安全だと認めている量）

つまり、安全とされる量のサッカリンを飲んだらどうなるかということを調べたのです。その結果、おもしろいことがわかりました。

＊7人中4人が、グルコース不耐症のレベルが上がり、腸内環境が悪化した
＊ほかの3人には影響がなかった

たった1週間飲んだだけで、腸内環境が思いきり変わった人と、まったく影響がなかった人がいたのです。

昔、人工甘味料でお腹を壊す人と壊さない人がいるという研究がよく出ていました。その理由はいろいろあると思いますが、人工甘味料で腸内環境が悪化する人としない人がいるようなのです。

ですから、どうしても人工甘味料を食べなければならない場合以外、体内に入れないほ

うが安全といえるでしょう。少なくとも、すでに太っている人やメタボの人、アレルギーがある人や高血糖な人はやめておいたほうがいいと思います。

さらに、シンガポールの南洋理工大学の研究により、人工甘味料が腸内環境によくないもう一つの理由が明らかになっています。この研究は、大腸菌に人工甘味料を垂らすとどうなるかを調べたものです。

実験は、次のように行なわれました。

＊毒素を出すと光る大腸菌をつくる
＊その大腸菌に人工甘味料を垂らす
＊使用した人工甘味料は、アスパルテーム、スクラロース、サッカリン、ネオテーム、アドバンテーム、アセスルファムK（カリウム）の6種類

これらの人工甘味料は、どれもFDAが安全だと謳っているもので、日本でもお菓子類によく使われています。

その結果、すごいことがわかりました。1ミリリットルあたり1ミリグラムの人工甘味

料を垂らしただけで、大腸菌に毒性が確認されたのです。

つまり、人工甘味料を少し垂らすだけでも、大腸菌が毒素を出し、光りはじめたのです。

このことから、カロリーオフの商品などに入っている程度の量でも、それが腸内に到達すると、ふだんは悪さをしない大腸菌が毒素を出しはじめる可能性があるのです。

「疲れたから甘いものを食べよう」と思ったときに、ゼロカロリーのジュースなどはやめておいたほうがいいでしょう。

❖たった30秒で風邪を引きづらくする「古代ローマ式入浴法」

わずかな時間で免疫力を高める「古代ローマ式入浴法」を紹介しましょう。ちなみに、私はこの入浴法を取り入れてから風邪を引いたことがありません。慣れればとても簡単です。

これは、**体を芯まで十分に温めたあと、冷たいシャワーを浴びて表面を一気に冷やす入浴法**が体にいいのではないかということを調べた、オランダのある大学病院の実験に基づいたものです。

実験は、18～65歳の男女3018人を対象に行なわれました。まず、全員を次の四つのグループに分けます。

＊熱いお風呂に入ってから、30秒冷たいシャワーを浴びるグループ
＊熱いお風呂に入ってから、60秒冷たいシャワーを浴びるグループ
＊熱いお風呂に入ってから、90秒冷たいシャワーを浴びるグループ
＊熱いお風呂のみのグループ

比較する条件は、次のとおりです。

＊熱いお風呂には各自、好きなだけ入ってもらう
＊冷たいシャワーの温度は10～12℃
＊この入浴方法を30日間続ける
＊その後、90日間、状況を調べる

その結果、次のことがわかりました。

*お風呂からあがったあとに冷たいシャワーを浴びたグループは、浴びなかったグループより29％も会社を病気で休む確率が減った
*この効果は、男性よりも女性のほうが高かった
*冷たいシャワーを浴びる時間は、ほぼ関係がなかった

また、この入浴法だけでは、病気で会社を休む確率が減ったのは29％でしたが、定期的に運動を行なうと、病気になる確率が54％も減ったということです。風邪にかぎらず、病気にかかりにくくなったことから、免疫力が非常に高まったといえます。

ただ、最初から冷たいシャワーを浴びるのは厳しいので、徐々に温度を下げていって、冷水に慣れるのがおすすめです。いちばん冷たいところまで下げたら、そこから30秒ほど浴びるようにします。ポイントは、**体の深部までしっかり温まった直後に冷やす**ことです。

なぜ風邪を引きにくくなるのか、原因ははっきりとはわかっていませんが、おそらくホルミシス効果によるものではないかといわれています。ホルミシス効果とは、人間の体は

ストレスを与えることにより、前よりも丈夫になるというものです。

つまり、運動や筋トレも同じで、体に対してストレスを与えることで、より元気になれるのです。長期的に行ない、習慣にすると効果が高まると考えられています。

ちなみに、人間の体には、増えるとやせやすい体になるといわれる「褐色脂肪細胞」というものがあり、体を冷やすと、この細胞が活性化し、脂肪を燃やしてエネルギーをつくろうとするので、冷たいシャワーが効果的なのです。

ダイエット効果を期待するのであれば、褐色脂肪細胞が多い肩甲骨あたりに冷たいシャワーを当てるのがおすすめです。ただ、持病などがある人は、医師に相談してから行なってください。

なぜ腸が「第2の脳」といわれるのか

本書でもこれまでたびたび登場していますが、最近、「腸内環境」という言葉をよく耳にします。それだけ腸の役割や働きに大きな注目が集まっているようです。

では、なぜ腸がそれほど重要なのでしょうか。きちんと理解している人は少ないと思いますので、わかりやすく解説しておきましょう。

ここ数年、腸には複雑な神経ネットワークがあることが明らかになってきました。そうしたことから、腸は「第2の脳」と呼ばれるようになっています。

じつは、人間を含めて生物の体には、腸しかない時代があったのです。しかも、脳は腸と非常に似た構造をもっていることから、生物学的には腸が進化した一つの形が脳ではないかといわれたりしています。

ちなみに、原始的な生物には脳はありませんが、腸はあります。脳がないのに、どうやってものを考えたり、食欲を感じたりするのだろうと、疑問に思われるでしょう。じつは、**腸が考えて、全身に命令を出している**と考えられています。つまり、腸は生物にとっては脳であるわけです。ミミズなどがその例です。

では、脳と腸の両方がある人間はどうでしょうか。人間の場合、脳と腸の両方でものを考えていると見られています。その理由は、腸内でつくられた神経伝達物質、つまり、ホルモンが脳に運ばれて使われたりしているからです。

腸内細菌が大事だといわれるのは、そのバランスによって、体の中でどのホルモンが使われるかが決まるからです。そして、脳をはじめ、自分たちの体の環境が動いていくわけですから、むしろ腸は「第1の脳」ではないかという話もあるほどです。

ここで、腸がもつ衝撃的な能力を紹介しようと思いますが、まずは専門用語を紹介します。腸内細菌にはいろいろありますが、腸内の微生物群のことを「マイクロバイオータ」といいます。さらに、その微生物群はさまざまな遺伝子をもっていて、ゲノム情報の総体を「マイクロバイオーム」といいます。

マイクロバイオームは、「人の遺伝子を補う腸内細菌の遺伝子群」と説明されていますが、これはすごいことです。というのも、腸内細菌が人間の遺伝子を調整していることになるからです。

多くの人は、遺伝子というのはすべて自分自身がもっているものだと思っているのではないでしょうか。でも、実際はなんと、**99%の遺伝子は腸内細菌がもっている**のです。

なぜこのような仕組みになっているのかというと、遺伝子の数が増えれば増えるほど、コピーするのが大変になり、ミスや欠損が増えます。そのため、「セロトニンと免疫は腸内細菌が調整してくれるよね」というように、腸内細菌がもっている遺伝子は腸にまかせることにしたのです。

赤ちゃんが自然分娩で生まれると、赤ちゃんは母親の腸内細菌やマイクロバイオータを受け継ぎ、免疫や腸内細菌、腸内フローラなどを獲得していきます。つまり、親から遺伝子と一緒にマイクロバイオータも受け継いでいるわけです。

ですから、腸内細菌がいなくなると、遺伝子の99％が失われるため、体にとっては非常に危険な状態になります。

実験でも、無菌室のような腸内細菌がいない環境で育てたマウスは、極端にリスクを恐れなくなるなど、自分を守る能力がなくなるという弊害が起こります。このことから、子供を抗菌状態で育てるのはあまりよくないのではないかといわれるようになっています。

実際に、**子供のころにペットにふれる機会が少なかったり、抗菌や煮沸《しゃふつ》消毒が徹底されたりした環境で育つと、ぜんそくやアレルギーになりやすかったりします**。

逆に考えると、体の不調は、腸内細菌を補うことで改善されるのではないかという仮説を立てることができます。無菌室のマウスの実験でも、普通の環境で育てられたマウスの腸内細菌を移植すると正常な機能を取り戻すことがわかっています。

腸内細菌の形成は子供のころに行なわれるのですが、このときに一度きちんと形成されれば、菌がある程度残るため、**大人になってからその能力を失ったとしても、腸内細菌を整えることで健康な状態にもどれる**といわれています。

花粉症もこれで解決!?

私の例でいうと、ここ1、2年、花粉症になったのかなと感じることがありますが、これも腸内細菌のバランスを整えることで改善できるのではないかと思っています。というのも、花粉症というのは免疫が強く働きすぎている状態なので、そのバランスを正常にもどせばいいわけです。

腸内細菌は、免疫と相互調整を行なっています。その理由は簡単で、腸内細菌が増えると、免疫はその暴走をとめなくてはなりません。そのため、**免疫はつねに腸内細菌をチェックしている**のです。つまり、腸内細菌と、T細胞と呼ばれる免疫細胞とのバランスがとれていると、体は健康的な状態を保っているといえます。

では、どうすれば腸内細菌を増やし、腸内環境を整えることができるのでしょうか。

腸内細菌のエサになる食事をMAC（腸内細菌に届く炭水化物）といいます。MACは、オリゴ糖や食物繊維などを指しますが、こういうものを食事でとることが、腸内環境を整えるうえでとても大事になります。MACは人間の栄養にはなりませんが、腸内細菌の栄養になるものなので摂取する必要があるのです。

そして、ＭＡＣをとらずに腸内細菌が飢餓状態になると、おそろしいことが起こります。まず、腸が荒れます。腸内細菌が腸壁を食べてしまうからです。腸内細菌がエサにできるのは、私たちが口から摂取するオリゴ糖や食物繊維などと、もう一つは腸壁なのです。

つまり、**野菜を食べない、オリゴ糖をとらない、というようにＭＡＣをとらない生活が続くと、腸内細菌はお腹が空いてしようがないので、何でもいいから食べようとなって腸壁を食べはじめる**のです。そして、腸が荒れ、炎症が起こります。

さらにおそろしいのは、腸壁がうすくなると、悪玉菌などの有害な菌が入ってきて、あっという間に感染してしまうことです。腸が荒れている方は、細菌のせいというより、腸内細菌のエサになるＭＡＣを食べていないからかもしれません。

腸内細菌と母乳の関係

母乳を飲んで育った赤ちゃんは、腸内細菌が元気だったり、多様性に富んでいたりするといわれます。これは、母乳に含まれるヒトミルクオリゴ糖によるものです。この糖は非常に複雑で、人工合成ができないため、粉ミルクには含まれていません。

ヒトミルクオリゴ糖が入っていない粉ミルクだけで育つと、ヒトミルクオリゴ糖を食べて育つ腸内細菌が繁殖できなくなります。そうすると、腸内細菌の種類が減り、多様性が失われると考えられています。

なぜ、多様性が大事なのかというと、腸内細菌の種類が少ないと、特定の菌が猛威をふるったり、悪玉菌が出てきたりして、弱い腸になるからです。とはいえ、完全母乳の必要はありません。寝る前に少しだけ飲ませるなどでもいいので、粉ミルクだけでなく、母乳もある程度は飲ませるようにしたほうがいいといわれています。

さらに、母乳には母親由来のマイクロバイオータが含まれています。ですから、栄養だけでなく、マイクロバイオータも受け取れるという意味で一石二鳥なのです。

そして、腸内細菌が免疫細胞であるT細胞とバランスをとっているということは、腸内細菌を増やすと自己免疫疾患などにも効くことが考えられるため、おそらくアレルギーなどにも効果があるのではないかといわれています。

このように、体にとって腸内細菌は非常に重要ですが、その腸内細菌を殺してしまうのが抗生物質です。ペニシリンをはじめとする抗生物質は、病気の特効薬としては優秀です。でも、つくるのに非常にお金がかかります。というのも、臨床実験をたくさん行ない、どういう菌に効くのかなどを調べなくてはならないからです。

そうすると、製薬会社は売り上げを出すのが難しくなります。そこで、特定の菌だけでなく、いい菌も悪い菌も手当たりしだいに殺すような抗生物質をつくるようになります。そうすることでいろいろな病気に使うことができますが、当然、**腸内細菌も殺すことになって、腸内環境は悪化してしまう**のです。

冬におすすめの、部屋にいるだけでやせられる方法

2013年のある論文に、なんと、やせられる部屋があることが報告されていました。この研究によると、**摂氏16度の部屋で1日12時間過ごしつづけると、6週間で体脂肪が5％も減った**というのです。

すでに述べたように、褐色脂肪細胞は体を冷やすと刺激されるので、寒い部屋では褐色脂肪細胞が活性化し、脂肪を燃やしてエネルギーをつくろうとします。これによって、やせたのではないかとされています。

ちなみに、私はこれを知ってから、家の外でも中でも、ふだんはかなりの薄着にしています。

＊薄着にすることで代謝が上がる
↓
＊代謝が上がると、それほど運動をしなくてもやせやすくなる

この方法は、とくに冬におすすめです。寒いと、なかなか動く気がしなかったり、外に出る機会が減ったりしますが、家にいてもやせられて、暖房も無駄に使わずにすみます。

もう少しハードな実験では、冬にスイミングをすると体内の抗酸化機能が働くため、アンチエイジングの効果が高まることが明らかになっています。

ほかにも、**寒い環境にいると免疫機能が向上するとか、冷たいシャワーを浴びるとメンタルにもよい効果があって、うつ病が改善する**といった研究もあります。

ちなみに、すでにやせすぎている人が体を冷やしすぎると、逆に体重が増えるのではないかという研究もあります。ですから、やせ型ではなく、いまよりやせる必要があると感

じている人におすすめの方法といえます。

下半身デブのメリットが発見される

みなさんが普通、デメリットだと思っていることでも、意外なメリットがある場合があります。そのことをあらためて考えさせられたのが、下半身デブのメリットが発見されたというオックスフォード大学の研究です。

研究によると、**お尻や太ももに脂肪がつきやすい人は代謝が正常で、頭がいい**というのです。代謝がいいのは、がんばればやせるし、筋肉もつきやすいし、エネルギー効率も高いということです。決して下半身が太っている状態がいいといっているわけではなく、下半身が太りやすい体質の人にはメリットがあるということを指摘しているのです。

これは、2010年にオックスフォード大学から出たレビュー論文がもとになっています。さまざまな研究をもとに、お尻や太ももの脂肪と疾病率をチェックしたところ、お尻や太ももに脂肪がつきやすい人は**心臓病にかかりにくく、糖尿病の発症リスクも低く、血圧やコレステロールも低かった**というのです。

つまり、下半身に脂肪がつきやすい人のほうが健康だということです。お腹まわりや内臓脂肪は健康へのダメージが大きいですが、お尻や太ももの脂肪は病気から守ってくれるのではないかというのです。

なぜ、お腹まわりの脂肪はよくなくて、お尻や太ももの脂肪はいいのかというと、これには炎症がかかわっています。太るのがなぜよくないかというと、脂肪が体に炎症を起こす物質をどんどん出すようになり、老化を早めるからです。

その結果、血管が硬くなったり傷ついたりして心臓病になったり、さまざまな病気を発症したりするわけです。ところが、お尻や太ももの脂肪は、こうした炎症物質を出しにくいことがわかってきたのです。

もちろん、脂肪は筋トレなどをして引き締めることが大事ですが、お尻や太ももの脂肪に関しては、あってもさほど害をもたらさないことが知られています。さらに、害がないだけでなく、体を守ってくれているのではないかという可能性が示されたということです。とはいえ、お腹の脂肪と内臓脂肪は絶対に落としたほうがいいのはいうまでもありません。

ところで、2008年に1万6000人の女性を対象に頭の回転の速さを測る認知テストを行ない、全員のウエスト・ヒップ比を調べた研究があります。

ちなみに、美しく見えるウエストとヒップの比率は、ヒップ1に対してウエストが0・7だそうです。そして、バストはヒップと同じくらいがいいそうなので、**バスト・ウエスト・ヒップの理想の比率は1対0・7対1**とされています。

この結果、ウエストとヒップの差が大きければ大きいほど、頭がいいということがわかりました。お腹まわりの脂肪が少なくて、お尻や太ももに脂肪が多い人ほど、認知テストの点数が高く、頭の回転が速かったのです。

じつは、頭のよさとお尻まわりの脂肪とはかかわりがあります。バストとヒップの脂肪はオメガ3脂肪酸で、脳で使われているメインの脂肪もオメガ3脂肪酸です。つまり、**脳がうまく機能するためには、オメガ3脂肪酸が必要**なのです。実際、国際栄養精神医学会でも、脳の機能を向上させる物質として取り上げているほどです。

また、お尻や太ももにオメガ3脂肪酸の量が多いと、下半身に脂肪がつきやすくなります。下半身に脂肪がつきやすい人ほどオメガ3脂肪酸の供給が安定しているので、脳の機能が活発に働いているといえるようです。

❖下っ腹の肉が落ちない原因は「血行不良」だった！

夏になったらビーチに行きたいと思っても、「お腹まわりの脂肪が気になる……」という人も多いのではないでしょうか。男性でも女性でも、お腹まわりの脂肪はなぜ落ちにくいのでしょうか。

下っ腹の脂肪が落ちにくいのは、血行が悪いからです。下っ腹はもともと血流が悪く、脂肪が燃えづらい場所なのです。アドレナリンのレセプター（受け皿）も少ないため、脂肪を溶かすホルモンであるＨＳＬ（ホルモン感受性リパーゼ）が活性化しづらいということもあります。

ですから、強制的に活性化させたり、血流をよくしたりする必要があります。とくに女性に多いと思いますが、冷え性の人はお腹まわりの脂肪がとれにくいというのも、血流の問題がかかわっているのかもしれません。一生懸命、筋トレをしても、腹筋を割ることは難しいのです。

そこで、ふだん燃えにくい脂肪が燃えるのはどういうときかを考える必要があります。

体に、「エネルギーが足りないから、ふだんは燃やさないお腹まわりの脂肪を燃やさないといけない！」と感じさせる必要があるわけです。

それには断食がいちばんです。**断食していることに体が驚くと、エネルギー不足を感じてエネルギーをつくろうとします。お腹まわりの脂肪が燃えるようにしてくれて、しつこいお腹まわりの脂肪が落ちていきます。**

断食といっても、ジュースクレンズ（ジュースだけを飲んで体の中をきれいにすること）とか、本当に水しか飲まないようなダイエットをすると、筋肉まで落ちてしまうので、いちばんいいのは、やはり「プチ断食」です。

一定の期間だけカロリーを断つことによって体に刺激を与え、アドレナリンやドーパミンを分泌させます。これらが血流に乗ってお腹まわりまでいくと、ＨＳＬが活性化され、脂肪の分解が進んでいくわけです。

❖カロリー制限よりプチ断食のほうが楽

やったことがある人はわかると思いますが、やせるためにカロリー制限をするのは、とてもしんどいものです。三大欲求のなかでも食欲はとくに強いので、これと戦うのは無謀ともいえます。

しかも、カロリー制限をする場合、毎日、毎食、食品のカロリーを計算するわけですが、これは本当に大変です。ついつい、おろそかになってしまいます。

そこで、つらいカロリー制限にかわるものとして紹介したいのが「プチ断食」です。私がプチ断食を推奨するのは、食欲を落とす効果があることがわかってきたからです。**やせたいと思っている人にとって、カロリー制限より、プチ断食のほうが圧倒的に楽です。**

なぜなら、プチ断食をすると、体内のホルモンの状態が変化して食べ物を欲しいと思う感覚が減ってくるからです。食欲が減ってくるため、自然と摂取カロリーが減るのです。

有効なプチ断食には、次にあげる二つがあります。

①リーンゲインズ

これは、1日のなかで食べない時間を設定するやり方です。私の場合、夜21〜22時くらいから、次の日の13〜14時くらいまで、**約16時間ほど何も食べない時間をつくっています。**

逆にいうと、1日のなかで食べていいのは何時から何時までと時間さえ管理していれば、自然に摂取カロリーが減っていくというわけです。

面倒くさいカロリー計算なんて、する必要はありません。

ただ、私の場合、最初の1週間は、13〜14時から夜21〜22時までしか食べられないことが本当につらかったです。でも、1〜2週間たつと、体が慣れてきます。しだいに食欲が落ちてきて、正常な状態にもどると、そんなにたくさん食べなくても何の問題もなくなり、**むしろ集中力が高まるようになります。**

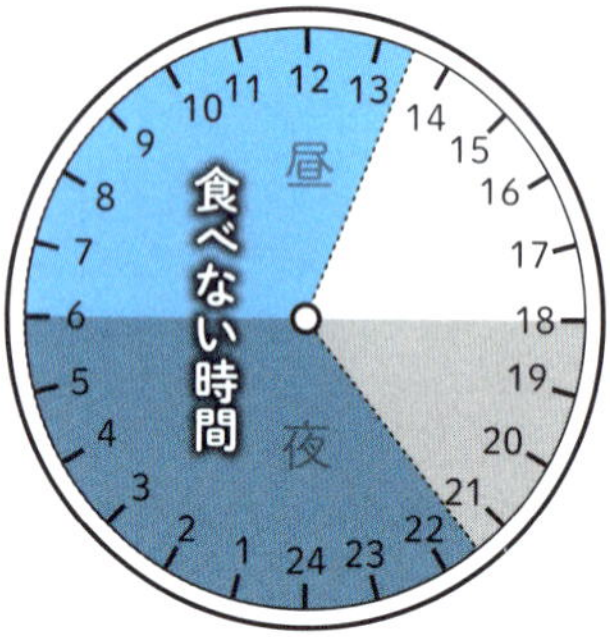

②日替わり断食

もう一つのプチ断食が、日替わり断食です。これは、食べない日と食べる日をつくるというものです。

たとえば、**1日目は500〜700キロカロリー以下で過ごします。**軽食を少し口にできて、フルーツがほんの少し食べられるくらいです。**その翌日は2000キロカロリー以上をがっつり食べる**というのを、**交互に繰り返します。**

ちなみに、水、お茶、コーヒーはカロリーがないので飲んでも大丈夫です。断食といっても、実際には500キロカロリーは食べるので、「プチ」と言っているのです。ただ、ビジネスなどで取引先などと会食をする予定がある方にはおすすめできません。

また、プチ断食をする場として断食道場をあげる方がいますが、週末の3〜4日間食べないかわりに、野菜ジュースは好きなだけ飲んでいいというような断食では、断食のメリットがあまり生かしきれていないように思います。

やはり、おすすめできるのは、リーンゲインズか日替わり断食です。私が「プチ断食」と言うときは、ほとんどがリーンゲインズのことです。もちろん、日替わり断食があう人もいるので、生活パターンや性格などを考えて実践してみてください。

月	火	水	木	金	土	日
			①	2	③	4
⑤	6	⑦	8	⑨	10	⑪
12	⑬	14	⑮	16	⑰	18
⑲	20	㉑	22	㉓	24	㉕
26	㉗	28	㉙	30	㉛	

適切な断食時間は男女によって違う

では、プチ断食を始めると、体がどのような状態になるのかを説明しましょう。

まず、断食によってアドレナリンがしっかり分泌されるようになるのは、断食を始めて12〜18時間くらい経過してからになります。**男性の場合は14〜16時間、女性の場合は12〜14時間くらい、何も食べない時間を確保する必要があります。**

これだけの時間、食べずにいることで、カロリー制限とほとんど変わらないレベルのダイエット効果を実現できるのです。無理に我慢しようとか、食事の量を減らしたいからこれだけ食べてもいいだろうか、といったことを気にしなくても効果が得られます。

さらに、カロリーを減らすよりも食欲を抑制する効果が高いので、断食のほうがつらくありません。実際に、肥満に悩んでいる23人の男女を対象に、プチ断食の効果を調べた、アメリカのイリノイ大学の研究があります。対象者の平均年齢は45歳前後、ＢＭＩは35くらいの方々です。

まず、対象者を、次の二つのグループに分けます。

＊普通に食べてもらうグループ
＊午前10時から午後6時までは好きなものを食べていいが、それ以外の16時間は水かお茶しか飲めない（リーンゲインズ）グループ

これを12週間続けた結果、次のことがわかりました。

＊リーンゲインズのグループは、普通に食べていたグループにくらべて、摂取カロリーが350キロカロリー減って、体重が3％減った

このグループはとくに運動をしているわけではなく、食事制限もいっさいしていないのに、体重がこれだけ落ちたのです。このことからも、プチ断食が非常に効果が高く、管理しやすい方法であることがわかります。

プチ断食中にゆるやかな運動を行なう

健康でスマートな体をつくっていくためには、体が脂肪を燃やしたり、エネルギーを消費したりする状態になっていることが大事であり、そのためにはお腹が空いた軽い飢餓状態が必要になります。

筋トレや運動もいいですが、人間は基礎代謝にはるかに大きなエネルギーを使っています。つまり、何もしていない状態のほうが、使うエネルギーの量は大きいのです。ですから、お腹が空いているときにゆるやかな運動を行なうことがいちばんいいといえます。

私の場合、朝起きて昼過ぎまで何も食べずに、ステッパーを踏みながら本を読んでいます。散歩やウォーキングのような感じです。**空腹状態でゆるやかな運動をすると、体についている脂肪が脂肪酸に変わって血液中に放出されます。**

放出された脂肪酸はエネルギーに変わります。お腹まわりについた脂肪がそのまま燃えるわけではなく、飢餓状態でエネルギーが必要な状態になってはじめて溶け出して血液中に放出され、体じゅうの必要なところで使われるわけです。

ですから、飢餓状態をつくって運動することが大事です。**プチ断食中は激しい運動をするとストレスホルモンが出すぎるので、なるべく軽い運動にしたほうがいいでしょう。**ウォーキングや軽く自転車に乗るのも効果的です。

また、苦手でなければ、プチ断食中にカフェインとチロシンのサプリを合わせてとると、より脂肪燃焼効果が上がることがわかっています。

断食時間がずっと続くと、食欲を減らしてくれるレプチンというホルモンが減っていきます。それにより、断食をやりすぎるとその反動でよけいに食べるようになるので、男性であれば16時間、女性であれば14時間で必ず終わらせて、終わったあとは炭水化物をとっても大丈夫です。

なお、**断食と低糖質ダイエットは絶対に組み合わせないでください。**ちゃんと栄養をとって、時間だけを守るようにしてください。

半身浴をしている女性もよくいますが、血行をよくするという意味ではプチ断食と相性がいいともいえます。1980年代くらいから、皮膚の表面を温めると皮下脂肪が燃えやすくなることも確認されています。

いいことずくめのプチ断食を、実際にやってみることをおすすめします。

❖血液がサラサラになって睡眠の質が上がる

プチ断食の効果は、やせるだけではありません。まだ研究段階でわかっていないものもありますが、本書では、いま確実に効果が出ているものを、三つ紹介しておきます。

①血液がサラサラになる

プチ断食をすると血管が丈夫になることもわかってきました。さらに、血管が詰まるなどのリスクが軽減される可能性が高いといわれています。

２０１４年のレビュー論文によると、プチ断食には、「中性脂肪が低下する」「ＬＤＬコレステロールが減少する」「血糖値が低下する」という効果があることが明らかにされています。

健康診断で引っかかったけど、好きなものを食べたい、飲んだあとにラーメンを食べたい、食事制限はあまりしたくないという人には、**食べる時間だけ制限するプチ断食がおすすめ**です。

②睡眠の質が上がる

睡眠中に目が覚めることが減って、朝の目覚めがすっきりするようになったという報告もあります。私もプチ断食を始めてから、ぐっすり眠れるようになりました。

理由は、プチ断食をすると**体内の炎症が抑えられる**からです。考えてもみてください。1日3食食べて、つねに胃や腸に食べたものがあるということは、内臓が1日じゅう消化のために働いていることになります。

消化は食べたものを溶かしているわけですから、体に対してけっこうダメージがあります。消化する時間をなるべく短くして、消化器官が休める時間を長くすることが体にはいいといえます。**食べる時間を減らせば、体内の炎症がおさまり、老化も食いとめられる**ことがわかっています。

昔から「1日3食食べることが健康のみなもと」といわれてきましたが、じつは体には負担が大きかったのです。

もちろん、子供の成長には「1日3食」でしっかり栄養を補給することが欠かせませんが、もう成長は終わったから老化を防ぎたいという大人の場合は、プチ断食をやってみる価値はあると思います。

③お腹の調子がよくなる

プチ断食をすることで腸内環境が改善されることが確認されています。実際に、海外にはお腹の調子が悪い人のためにプチ断食を指導するファスティングセラピー（癒しの断食）があります。これは、カロリーをカットすることでモチリンやグレリンという**ホルモンの分泌をうながし、消化器官の状態を整えようというもの**です。

ただ、週末に行った断食道場で腸の状態がすごくよくなったとか、腸内環境が改善されたとか、便秘が治ったという方がいますが、これはたんにカロリー制限をしたことによる効果であって、道場のメソッドに特別な効果があるわけではありません。

断食道場で週末の数日間、野菜ジュースを飲みまくったとしても、カロリーはやはり落ちるので、カロリーが制限されているおかげで効果が出ているだけです。

腸内環境の改善効果はほかのプチ断食でも得られますが、血管や睡眠の改善効果は得られません。ですから、ジュースを飲みまくるような方法はもったいないと思います。

❖最初の1週間を乗りきる法

プチ断食を始める場合、最初の1週間はつらいです。これは明言しておきます。ですから、仕事などの長期スケジュールを見て、食べる暇もないくらい、いそがしい期間がプチ断食の最初の1週間に重なるようにできるといいかもしれません。自分の好きなように食べられない状況になれば、けっこうなんとかなるものです。

これができるようになると、いろいろいいことがあります。たとえば、私は海外に行くことが多いのですが、その間《かん》は必ず朝食を抜くようにしています。そうするとホテル代が安くあがり、「朝ご飯に行かなきゃ」と焦ることもなく、観光地も午前中の空いている状態で楽しむことができます。

ですから、昼から食べ歩きをして夜まで食べたとしても、プチ断食の時間のなかに必ず収まります。私の場合、海外へ出かけて太ったなんてことは、まず経験したことがありません。

リーンゲインズでプチ断食を行なう場合、タンパク質をきちんと摂取していれば筋肉が落ちないことがわかっています。要は、栄養が足りなくなるのがダメですから、**食べていい時間は一生懸命食べないといけない**わけです。そういうこともあって、罪悪感をもつことなく食べまくれるのです。

ちなみに、朝食を食べるかどうかですが、頭の回転を速くするためには、朝食を食べないほうがいいです。以前は「朝食を食べないと活動できない」といわれましたが、これはちょっと違います。

朝や昼に高カロリー食を食べると、血糖値が上がるので、血糖値を下げるためにインスリンがたくさん分泌されます。するとこんどは、インスリンが効きすぎて血糖値が下がり、脳がブドウ糖不足の状態になって頭がぼーっとするわけです。朝食を食べないからぼーっとするわけではないのです。

たしかに最初の1週間くらいは、頭がぼんやりする現象が起こることはありますが、**1週間を過ぎるとかえって頭が冴えて行動的になる**と思うので、ぜひやってみてください。

血糖値が下がると、頭がぼーっとするという人もいますが、これも慣れてきて体が適応できるようになると、集中力が上がり、免疫力も高まります。

また、ホテルに泊まると朝食付きのプランがありますが、リーンゲインズで朝食を抜くプチ断食をしている人は「朝食なし」のプランにして、そのぶんを夕食代にまわせば、けっこういいものが食べられます。体にもいいので、まさに一石二鳥です。

ところで、糖尿病の人は、血糖値を安定させるために、こまめに食事をしたほうがいいといわれていましたが、いまはこれもまちがいだということがわかっています。糖尿病の人も——もちろん病院に相談のうえで——効果的にプチ断食をしたほうが、かえって血糖値が安定することがわかっています。

プチ断食をすると、最初はキツいです。おそらくイライラすると思います。どんな場合でもつねに食べ物が入ってくるという思い込みで、体が油断していたからです。これは、**どうせ入ってくるから、体の脂肪を燃やそうとはしないようになっている**のです。

ですから、最初は体が驚いて、少し疲れているかなと感じたりするかもしれませんが、慣れてくると体は適応するようになります。そうなると体内の脂肪を使うようになって、たくさん食べても大丈夫な状態になります。

筋肉を落とさず体脂肪だけを減らす食事法

プチ断食をすることによって、集中力も上がり、代謝も上がって、自然とカロリーが抑えられることはわかっていても、食事法が気になってどうしても踏み切れないという人もいると思います。

そこで、筋肉を落とすことなく体脂肪だけを減らす食事法を紹介します。

簡単にいうと、ＩＰＦ（間欠的断食）というテクニックです。みなさんご存じのとおり、ダイエットでいちばん難しいのは、体脂肪を落とそうとすると筋肉まで落ちてしまい、筋肉を増やそうとすると体脂肪までついてくることです。ＩＰＦは、その両方をうまくかなえてくれるテクニックなのです。

やり方は、次のとおりです。

＊週に3日間だけ行なう

＊1日の総消費カロリーから30～40％を引いた食事をする（1日の総消費カロリーは

「TDEE」で検索すると調べられます）

＊断食日の3日間は1キログラムあたりに対して1グラム以上のタンパク質をとる

週に3日間ですから、2日に1回、必要なカロリーから30〜40％引いた食事をして、その日はタンパク質を多めにとるようにするだけです。**このシンプルな方法で、体脂肪だけが落ちて、筋肉は落ちにくいという実験結果も出ています**。

また、ふだんはリーンゲインズをしているのに、食べない時間が確保できない日があるときは、ＩＰＦをもとに30〜40％カットした食事を組み合わせるといいのです。

サンプル数は少ないですが、スペインのオリンピックトレーニングセンターが、12人の健康な標準体型の男性を対象に6週間行なった実験があります。その結果、参加者たちは筋肉をほぼ減らすことなく体脂肪だけを減らすことができて、逆に運動のパフォーマンスは上がっていました。

参加者たちの6週間後の数字（平均）は、次のとおりです。

＊体重が4・4％減った

＊体脂肪は15・1％減った
＊筋肉は2・91％しか減っていなかった

体脂肪は大きく減ったにもかかわらず、筋肉はわずかしか減っていなかったのです。さらに、体脂肪がもっとも減りやすかったのはお腹まわりで17・4％、次が足で10・4％減少していました。

このことから、ビール腹をなんとかしたい男性や、下腹部から太ももにかけてを細くしたい女性にもおすすめできる方法です。

あとがき

じつは、私自身、なかなか腹筋が割れなくて、何年もかかりました。理由は簡単です。当時は腹筋を割るために何が必要なのかということをよく知らなかったからです。その後、国内外の研究論文やあらゆる文献を調べたりして、何が有益な情報かわかるようになってきました。

常識とされている健康法や体にいいといわれているサプリを試したこともありましたが、効果がありませんでした。そういう意味のないものを徹底的に排除して、科学的で健康的な食生活をするようになったら、意外にも自然に腹筋が割れていったのです。決して腹筋をすごく鍛えたからではありません。単純に体脂肪が落ちていったからでした。

誤解されそうですが、腹筋を割ることが私の最終目標だったわけではありません。最高のパフォーマンスを実現するために、心身ともに鍛えることが重要だと考えていたからで、腹筋はそのうちの一つでした。

本書のなかでたびたび書きましたが、食事とメンタルはかかわりが深いですし、フィジカルを鍛えれば、メンタルも鍛えられます。

腹筋を割ることでも、ダイエットでもかまいません。何かをきっかけに、みなさんの心身の両面が鍛えられる一助となればと思い、本書は公開している動画のなかからとくに反響が大きかったものを元にまとめています。

今後も、ＹｏｕＴｕｂｅ「メンタリストＤａｉＧｏの心理分析してきた」で、最新の情報を公開していきます。筋トレやダイエット、食生活や体質の改善などの途中でくじけそうになったら、ぜひチャンネルを訪れてみてください。

２０１９年９月

メンタリストＤａｉＧｏ

装丁／井上新八
撮影／巣山サトル
スタイリング／松野宗和
ヘアメイク／永瀬多壱（Vanités）
イラスト／齋藤稔（ジーラム）
編集協力／久加すみれ
杉山元康
月岡廣吉郎

〈著者略歴〉

メンタリストDaiGo（めんたりすと・だいご）

慶應義塾大学理工学部物理情報工学科卒。人の心を作ることに興味を持ち、人工知能記憶材料系マテリアルサイエンスを研究。イギリス発祥のメンタリズムを日本のメディアに初めて紹介し、日本唯一のメンタリストとしてTV番組に出演。その後、活動をビジネスやアカデミックな方向へ転換、企業のビジネスアドバイザーやプロダクト開発、作家、大学教授として活動。趣味は1日10～20冊程度の読書、猫と遊ぶこと、ニコニコ動画、ジム通いなど。
ビジネスや話術から、恋愛や子育てまで幅広いジャンルで人間心理をテーマにした著書は累計300万部を超える。主な著書に『一瞬でYESを引き出す 心理戦略。』（ダイヤモンド社）、『ポジティブ・チェンジ』（日本文芸社）、『自分を操る超集中力』（かんき出版）、『「好き」を「お金」に変える心理学』（PHP研究所）、『ワンコイン心理術』『ワンフレーズ心理テクニック』（以上、PHP文庫）などがある。

YouTube メンタリストDaiGoの心理分析してきた
https://www.youtube.com/user/mentalistdaigo/

最高のパフォーマンスを実現する超健康法

2019年10月4日　第1版第1刷発行
2019年12月5日　第1版第4刷発行

著　者　メンタリストDaiGo
発行者　後藤淳一
発行所　株式会社PHP研究所
東京本部　〒135-8137　江東区豊洲5-6-52
第一制作部人文社会課　☎03-3520-9615（編集）
普及部　☎03-3520-9630（販売）
京都本部　〒601-8411　京都市南区西九条北ノ内町11
PHP INTERFACE　https://www.php.co.jp/
組　版　齋藤　稔（株式会社ジーラム）
印刷所　大日本印刷株式会社
製本所　東京美術紙工協業組合

ISBN978-4-569-84373-5